LES EAUX THERMALES

DE

LAVEY

ET

LEUR VALEUR THÉRAPEUTIQUE

PAR

le Dᴿ A. F. SUCHARD,

Ancien Interne des hôpitaux de Paris, Lauréat de la Faculté,
Médecin de l'hôpital des Bains de Lavey.

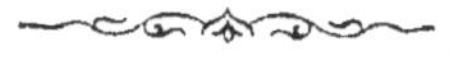

<table>
<tr><td>PARIS</td><td>LAUSANNE</td></tr>
<tr><td>V. Adrien Delahaye & Cie</td><td>B. Benda, Libraire-Éditeur</td></tr>
<tr><td>LIBRAIRES-ÉDITEURS</td><td>Rue Centrale.</td></tr>
<tr><td>Place de l'Ecole de Médecine.</td><td>—</td></tr>
</table>

1881

PROFILS GÉOLOGIQUES PAR LAVEY-LES-BAINS

par E. RENEVIER prof.

Echelle 1:50,000

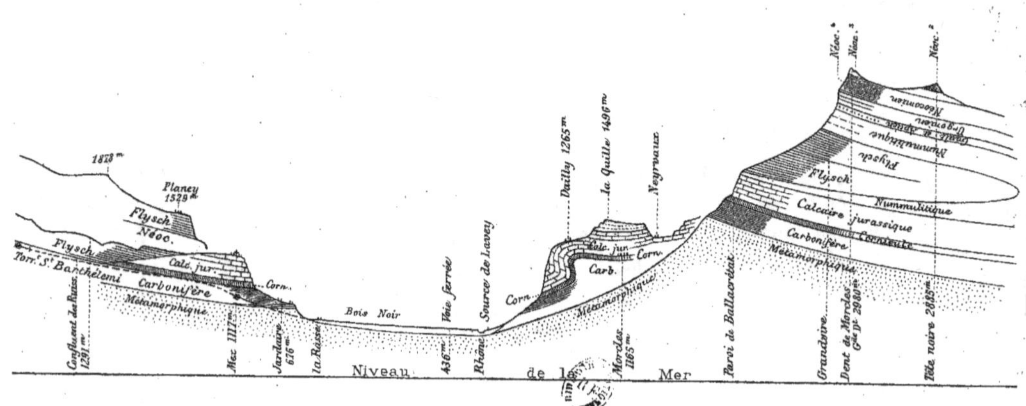

I. Coupe transversale au Rhône.

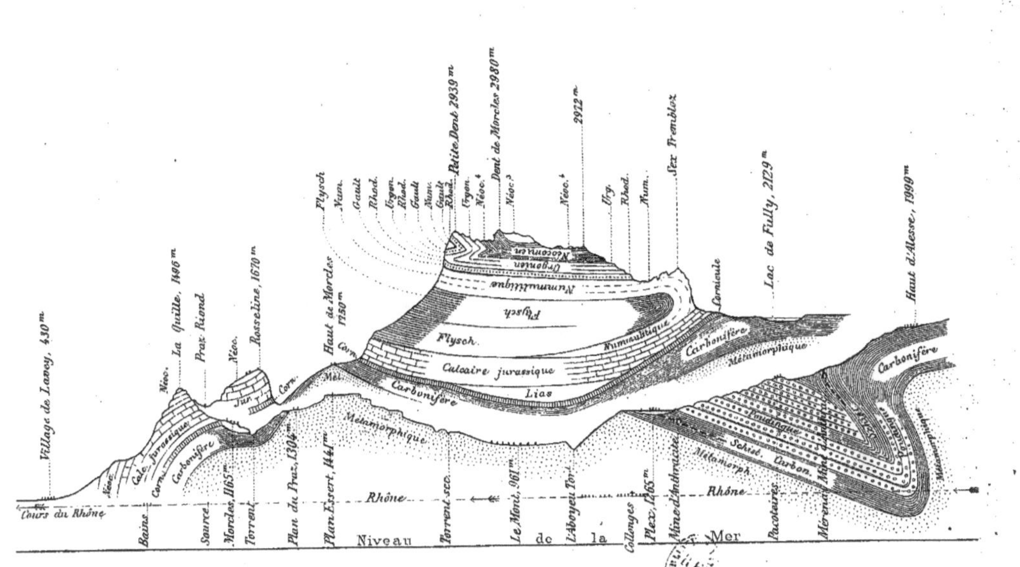

II. Coupe parallèle au Rhône.

LES EAUX THERMALES

DE

LAVEY

ET

LEUR VALEUR THÉRAPEUTIQUE

PAR

le Dr A. F. SUCHARD,

Ancien Interne des hôpitaux de Paris, Lauréat de la Faculté,
Médecin de l'hôpital des Bains de Lavey.

PARIS	LAUSANNE
V. ADRIEN DELAHAYE & Cie	B. BENDA, LIBRAIRE-ÉDITEUR
LIBRAIRES-ÉDITEURS	Rue Centrale.
Place de l'Ecole de Médecine.	—

1881

Lausanne. — Imp. L. CORBAZ & Comp.

LES EAUX THERMALES DE LAVEY

ET LEUR VALEUR THÉRAPEUTIQUE

La notice publiée sur les bains de Lavey, en 1876, étant épuisée, je suis amené à en faire une seconde édition, qui sera complétée sur plusieurs points. Médecin de l'hôpital et de l'établissement des bains de Lavey depuis huit ans, j'ai pu recueillir un grand nombre d'observations; j'ai été de plus en plus frappé des effets thérapeutiques obtenus et je puis dire qu'ils ont dépassé ce que j'attendais.

Je crois donc utile de faire mieux connaître cette station balnéaire, soit en Suisse, soit à l'étranger, dans la conviction où je suis qu'elle est appelée à rendre d'importants services dans un grand nombre de maladies. Toutefois je ne donnerai pas ici la relation des cas particuliers de guérison que nous avons eu à enregistrer, ce qui dépasserait les limites d'une brochure et serait pourtant incomplet; je préfère insister sur l'action physiologique et pathologique des eaux de Lavey, mon désir étant de donner à mes confrères une idée nette de la manière dont elles impressionnent l'organisme, afin qu'ils sachent tout le parti qu'on peut en tirer et qu'ils soient à même de décider en connaissance de cause et avec conviction à quelles affections elles conviennent.

Nous sommes entrés dans la voie du progrès; les effets heureux réalisés chaque saison sont mieux connus et plus appréciés, l'affluence toujours croissante des baigneurs pendant ces dernières années en est une preuve certaine; d'autre part, beaucoup d'améliorations ont déjà été faites et d'autres sont sur le point de l'être, en vue de la plus grande efficacité des cures, en vue aussi de l'agrément des personnes en séjour à Lavey.

La Société, pour l'exploitation des bains, s'est décidée à changer complètement la canalisation des eaux. Jusqu'en 1880 l'eau thermale était amenée de la source à la maison des bains par des conduits en bois, où se produisaient à chaque instant des fuites qui diminuaient notablement le débit de l'eau et dont on avait quelquefois de la peine à découvrir l'endroit précis. En outre, ces conduits étaient insuffisamment isolés et les réservoirs auxquels ils aboutissaient n'étaient pas entièrement fermés, de sorte que l'eau, dont la température à la source est de 48° c., n'avait plus aux bains qu'environ 30°. Il fallait donc la réchauffer, ce que l'on faisait au moyen de vapeur circulant dans des serpentins placés dans le réservoir; mais cette eau atteignait souvent alors une température trop élevée et perdait ainsi une partie de ses gaz, en vertu de la loi bien connue des physiciens sur la solubilité des gaz dans les liquides. Cet état de choses est aujourd'hui complètement changé; on a rétabli une nouvelle canalisation au moyen de tuyaux en fer battu galvanisés; ces tuyaux sont entourés d'un manchon en ciment dont le calibre est suffisant pour maintenir autour d'eux une couche d'air faisant office de corps isolant. Les réservoirs sont également à doubles parois et hermétiquement clos; de cette manière l'eau arrive dans les baignoires avec une déperdition de chaleur bien moins considérable qu'auparavant, c'est-à-dire à 37° c. au lieu de 30°.

On a installé dans la plupart des cabinets de bains trois tuyaux qui y amènent : 1° l'eau thermale non modifiée, à la température voulue pour un bain chaud ordinaire; 2° l'eau d'une source sortant du même puits que l'eau thermale, mais moins minéralisée qu'elle et que l'on surchauffe jusqu'à 60° environ; elle sert aux bains qui doivent être pris très chauds; 3° l'eau du Rhône, qui a été amenée à l'établissement par les anciens conduits de bois ainsi utilisés. Celle-ci, au lieu d'arriver comme les deux autres, par des robinets, tombe à volonté sous forme de douche en pluie, par une pomme d'arrosoir disposée au plafond de la cabine, directement au-dessus de la baignoire. Cette même eau du Rhône a été amenée dans les cabinets de douche destinés à l'hydrothérapie proprement dite; comme sa température est de 8 à 10° c., nous pouvons maintenant graduer les douches de la plus basse à la plus haute température désirables.

L'hôpital de Lavey, qui ne dépend pas des établissements de la société, mais est une succursale de l'hôpital cantonal, a été agrandi. Le Conseil de santé, témoin des effets thérapeutiques fort remarquables obtenus chaque année et recevant un nombre de demandes d'admission toujours croissant, a sollicité du Grand Conseil du canton de Vaud le subside nécessaire pour créer deux nouvelles salles, en élevant d'un étage l'ancien bâtiment. Depuis trois ou quatre ans, on avait été obligé, faute de place, de refuser environ 90 à 100 personnes par saison et de faire un triage, souvent difficile, parmi des malades, pour lesquels la cure était également indiquée. Les deux nouveaux dortoirs ont été ouverts en juin 1880; la salle à manger a été agrandie et l'installation actuelle permet de recevoir annuellement 300 malades au lieu de 200.

Le pont sur le Rhône, qui unit la rive vaudoise à la rive valaisanne et qui était resté longtemps à l'état de projet à cause de la dépense d'un tel ouvrage, a été construit en 1876; ce moyen de communication a changé la vie des baigneurs en mettant à leur portée une série de promenades pittoresques et ombragées et en les rapprochant d'une station de chemin de fer.

Quant aux améliorations faites, au point de vue des baigneurs, on s'est appliqué chaque année à rendre les hôtels plus confortables; la dépendance a été remise complètement à neuf; on construit à l'heure qu'il est, dans le bâtiment principal, une grande vérandah vitrée qui fera second salon et qui sera une précieuse ressource, soit dans la journée pour les personnes délicates redoutant les installations en plein air, soit dans la soirée pour les enfants toujours nombreux à Lavey; n'ayant pas jusqu'ici de salle qui leur fût destinée, ils restaient dans le salon commun où ils devenaient une fatigue pour les malades à moins d'être privés de leurs amusements.

De plus on s'occupe encore à installer actuellement une terrasse devant l'hôtel, un promenoir à la source, un emplacement destiné aux jeux et des appareils de gymnastique.

Ces améliorations de détail, sur lesquelles nous n'insisterons pas davantage, sont certainement une preuve que la station de Lavey est en voie de progrès.

Mais, ce qui nous encourage surtout, c'est de voir la façon régulière et soutenue dont s'accroît notre clientèle. Un accroissement de ce genre n'est pas une affaire de réclame ou de mode. Il est le résultat des guérisons sérieuses et durables qui se produisent chaque année. Aussi pou-

vons-nous en conclure que les eaux de Lavey sont appelées
à rendre d'importants services, non-seulement au canton de
Vaud et à la Suisse, mais encore à l'étranger. La France,
en particulier, qui ne possède pas d'établissement balnéaire
rigoureusement équivalent, trouvera là, à côté d'une source
sulfureuse à adaptations spéciales, des eaux-mères semblables à celles qu'elle demandait autrefois à l'Allemagne. Elle
viendra les chercher plus volontiers maintenant dans un
pays parlant sa langue et qui lui est sympathique par ses
goûts et ses aspirations.

Topographie, Climat.

L'établissement de Lavey est situé à l'extrémité méridionale du canton de Vaud[1], dans la vallée du Rhône, entre la dent de Morcles et la dent du Midi, à environ trois kilomètres du curieux défilé de Saint-Maurice, qui coupe la vallée en deux parties d'aspect tout à fait différent. Du côté du Léman le paysage est riant et verdoyant; du côté de Martigny et de Sion, le terrain est aride, la nature sauvage et sévère; les montagnes ont des sommets très élevés, de forme bizarre, et leurs flancs sont déboisés et pierreux par suite d'éboulements fréquents.

Le petit village de Lavey avec ses prés, sa couronne de châtaigniers et ses magnifiques vergers, participe encore à l'aspect riant de la portion la plus fertile du canton de Vaud; tandis que les établissements des bains, qu'il a fallu

---

[1] Lavey est à 12 lieues de Lausanne, à 23 ou 24 lieues de Genève et à 9 lieues de Sion. — En partant de Paris par l'express de 7 h. 40 du soir (ligne de Jougne), on arrive à Lausanne à 9 h. 25 du matin et à Saint-Maurice à midi 25. Cette station est à 10 minutes de Lavey. L'omnibus des bains se trouve à la gare pour les trains principaux.

rapprocher de la source et qui sont à environ 20 minutes du village, sont dans cette partie de la vallée du Rhône qui, quoique encore sur territoire vaudois, a déjà le cachet grandiose et austère du paysage valaisan proprement dit.

Ils sont situés, au pied de la dent de Morcles, à une vingtaine de mètres du Rhône, et l'hôpital, succursale de l'hôpital cantonal de Lausanne, est bâti tout à fait sur le bord de l'eau au milieu des pins et des acacias. Le Rhône a ici une pente très considérable qui lui donne bien plutôt l'aspect d'un torrent impétueux que celui d'un fleuve. Pour peu qu'il soit grossi par la fonte des neiges ou par des orages, on l'entend rouler des blocs de pierre et même des morceaux de rocher. Non-seulement toute navigation y est impossible, mais on n'a pas même pu installer un bac alors qu'il fallait faire le grand détour du pont de Saint-Maurice pour atteindre la rive opposée. Le pont qu'on a construit en 1876 et qui supprime cet inconvénient, a offert d'assez grandes difficultés, car il fallait, malgré sa longueur de 45 mètres, ne prendre de points d'appui que sur chacun des deux bords.

Le terrain sur lequel sont bâtis les établissements est remarquablement sec, car le sous-sol formé de sable et de pierres est très perméable et le Rhône avec sa pente forme en quelque sorte un modèle de drainage naturel. Ce grand fleuve rafraîchit sans cesse la vallée; grossi par la fonte des neiges pendant les fortes chaleurs, il reste constamment entre 8° et 10° centigrades; aussi le bois de pins qui le longe, tout près des hôtels, offre-t-il aux baigneurs une promenade fraîche et ombragée, même sous le soleil de juillet.

Une autre cause au moins aussi efficace que le courant du Rhône, pour modérer les chaleurs de l'été, c'est un courant d'air qui souffle toujours dans la même direction et se lève régulièrement les jours de beau temps à dix heures du matin pour cesser vers quatre heures de l'après-midi. Cette brise, qui fait l'étonnement de toutes les personnes arrivant dans la localité, provient de ce que la grande masse de rochers qui surplombe cette partie de la vallée s'échauffe sous l'ardeur des rayons du soleil et produit ainsi une colonne d'air chaud tendant sans cesse à monter et étant aussitôt remplacé par l'air qui a passé sur les hauts sommets du Valais et sur de grandes pentes boisées. C'est une circonstance hygiénique des plus favorables, et qui fait qu'à 433 mètres au-dessus de la mer on rencontre le climat vivifiant et tonique des hautes montagnes sans avoir dans une même journée des changements de température trop considérables, ce qui est préjudiciable aux malades. L'atmosphère est si peu humide que les baigneurs peuvent vivre constamment au dehors et rester même le soir assis en plein air sans aucun danger, la rosée étant presque nulle.

Ces conditions climatériques spécialement heureuses, surtout pour le genre de maladies traitées à Lavey, ont frappé tous les médecins qui se sont occupés de nos eaux, et notre savant confrère le docteur Rotureau, en parlant de cette station, écrit dans son ouvrage sur les principales eaux minérales de l'Europe : « Lavey est préservé de l'humidité » si fréquente dans presque toutes les parties de la Suisse..... » Ce qu'il faut noter surtout, c'est qu'à Lavey, les transitions » subites de la température ne sont jamais aussi fréquentes » et aussi brusques que dans presque toutes les stations » thermo-minérales de ce pays. »

Le docteur Gsell-Fels émet une opinion semblable dans son ouvrage très érudit et très consciencieux sur les bains et les stations climatériques de la Suisse; nous lisons à l'article Lavey : « L'air est sain et fréquemment renouvelé par » les vents du nord et du sud qui traversent la vallée dans » toute sa longueur. Les maladies épidémiques y sont rares.

» Les environs sont grandioses, tantôt majestueux, tantôt
» riants, toujours pittoresques [1]. »

L'aspect de Lavey au premier coup d'œil est plutôt sévère ; mais il est à remarquer que cette nature fortement
accentuée a son genre de beauté auquel on s'attache et
qu'on aime à revoir. C'est ce qu'a exprimé si bien dans les
lignes suivantes, l'illustre Genevois R. Töpffer, aussi spiri-
tuel écrivain que fin observateur et peintre original : « L'on
» ne passe pas quelques heures aux bains (de Lavey) sans
» s'attacher à la localité elle-même ; pas quelques jours sans
» la mettre en parallèle avec les bains des plus fréquentés
» pour leur agrément. »

Il dépeint la source en ces termes :

« C'est une petite maisonnette située à sept minutes des
» bains, sur la rive du Rhône. L'on s'y rend de grand ma-
» tin pour boire les eaux là où elles ont toute leur vertu...
» Le chemin qui y conduit est agréable, l'heure est fraîche,
» les cîmes et les rampes boisées sont dans leur plus belle
» parure d'aurore. Souvent ce spectacle est si éclatant qu'il
» fait tourner la tête au poétique, alors même que c'est
» vers le plus prosaïque de tous les breuvages que les pieds
» s'acheminent [2]. »

Il ne faut pas s'attendre à trouver à Lavey des hôtels

---

[1] Voici le texte allemand : « Die Luft ist gesund und haüfig durch die
Nord und Südwinde erneuert, welche das Thal in seiner ganzen Länge
durchwehen. Epidemische Krankheiten sind hier selten. Die Umgegend
ist landschaftlich grossartig, bald erhaben, bald lieblich, immer malerisch.
Das Gebirge bietet sehr schöne ernste Formen dar. Der Boden ist frucht-
bar. Oestlich stösst ein kleiner reizender Föhrenwald an, » etc.
(Die Bäder und klimatischen Kurorte der Schweiz, von Th. Gsell-Fels.
D[r]-méd., Zurich, 1879, page 201.)

[2] Souvenirs de Lavey, album tiré à un petit nombre d'exemplaires,
1848, p. 7. R. Töpffer.

luxueux et des divertissements bruyants; convaincus que ces
bains seraient toujours une station précieuse pour les malades
véritables, mes prédécesseurs, MM. les docteurs Bezencenet,
Recordon, Lebert, Cossy et Pellis, tous médecins distingués
et bien connus, ont cherché le progrès dans les moyens thérapeutiques, plutôt que dans la mise en scène. Les personnes, en effet, qui veulent suivre consciencieusement leur
traitement, trouveront que les courses obligées à la source,
la vie constamment en plein air si recommandée et les excursions dans la montagne laissent peu de loisir pour d'autres genres de distraction. L'exercice et l'air alpestre contribuent pour leur large part au succès des cures; aussi est-il
fort heureux que les environs très variés offrent de nombreux buts de promenades, soit à pied, soit en voiture, pro-
portionnées aux forces de chacun.

« Elay et ses ombrages, Morclaz, Lavey, Bex, les hau-
» teurs de Vérosse; la cure de Chœx au-dessus de Monthey,
» mille autres coins perdus où croissent les châtaigniers, où
» se pressent les sapins, puis, sur l'autre rive du Rhône, au
» pied de la dent du Midi, un côteau désert d'hommes et
» d'habitations, mais tout frais d'herbages et d'obscurs taillis,
» ce sont là tout autant d'excursions faciles, à portée, où
» tantôt dans la compagnie d'un ami, tantôt dans la société
» d'autres baigneurs, ou, s'il l'aime mieux, seul avec lui-
» même, chacun peut aller ou promener sa rêverie, ou cher-
» cher la distraction du mouvement, du plaisir, de cet en-
» train à la fois aimable et expansif qui naît si vite au milieu
» d'une société qui s'improvise tout justement pour mettre
» en commun ses ressources d'agrément et de gaîté [1]. »

Si j'ai insisté quelque peu sur la nature du sol, sur le

[1] R. Töpffer, loc. cit.

climat de Lavey et le genre de vie qu'on y mène, c'est que je suis convaincu qu'ils sont très favorables aux différentes espèces de maladies dont on vient demander la guérison à nos eaux. Pour les enfants en particulier, je ne saurais trop dire quel bien ils recueillent à passer leur journée entière dans les prés, sous les pins, ou à jouer dans le sable du Rhône tout en respirant cet air constamment renouvelé et si vivifiant.

Ressources thérapeutiques de Lavey.

———

« Pour expliquer les succès obtenus, ou du moins pour
» justifier l'indication de cette station dans des maladies que
» l'on observe rarement rassemblées dans un même éta-
» blissement, parce qu'elles sont tributaires de sources dif-
» férentes, il faut se rappeler qu'en parlant de Lavey, on
» entend non-seulement l'eau thermale, mais aussi les eaux-
» mères des salines de Bex et les eaux du Rhône[1]. »

Cela est parfaitement juste. L'eau de Lavey a ses qualités et ses adaptations spéciales ; mais ce qui donne à Lavey
son cachet propre, sa caractéristique et nous pouvons le
dire, sa vraie supériorité, c'est que les agents dont on y dis-
pose, tous trois très efficaces, sont entrés dans la pratique
courante et qu'ils se prêtent un mutuel concours dans le
plus grand nombre des cures.

« Ces trois médications, isolées ou combinées, mais tou-
» jours maniées avec habileté dans un établissement bien
» installé et sainement placé, présentent une variété de

---

[1] E. Verjon, article Lavey, du nouveau Dictionnaire de médecine et de
chirurgie pratiques, publié sous la direction du docteur Jaccoud. Tome
XX, p. 338. Paris, 1875.

» ressources dont le prix n'échappera à personne [1]. » En effet elles se complètent l'une l'autre ; il est possible de les appliquer en proportions différentes et d'une façon plus soutenue que si elles étaient utilisées séparément et surtout l'on peut obtenir des succès dans des cas où l'un des moyens employé seul serait insuffisant.

Les ressources thérapeutiques dont nous disposons à Lavey, sont :

1° *L'eau sulfureuse de la source thermale ;*
2° *Les eaux-mères des salines de Bex ;*
3° *L'hydrothérapie faite au moyen de l'eau du Rhône.*

Nous allons passer successivement en revue ces divers agents dans trois chapitres où nous indiquerons leurs propriétés physiques et la manière dont ils agissent sur une économie saine. Dans trois autres chapitres nous chercherons à expliquer ces actions multiples et nous en tirerons une valeur thérapeutique. Les indications et les contre-indications, qui formeront un dernier chapitre, seront l'application pratique et la confirmation expérimentale de ce qui aura été dit précédemment.

[1] E. Verjon, loc. cit., même page.

Eau thermale.

———

La source thermale, qui a donné à l'établissement de Lavey sa raison d'être, a probablement la même origine que
celle des thermes de l'ancienne Epône, ville romaine située
en face de la rive gauche du Rhône, célèbre par l'un des
premiers conciles et détruite l'an 562 de notre ère lors d'un
fameux éboulement dont parlent plusieurs chroniqueurs.

Tout un coteau de la dent du Midi s'effondra et combla
une grande partie de la vallée du Rhône; le fleuve lui-même
fut complètement barré et refoulé vers le pied du massif de
la dent de Morcles, où il se creusa un nouveau lit. Il n'est
point étonnant qu'au milieu de ce grand cataclysme, la
source ait été perdue et qu'on en ait retrouvé des filets sur
la rive opposée. La source actuelle a été, en effet, découverte sur la rive vaudoise par des pêcheurs, le 27 février
1831, au milieu des rocs et des cailloux bordant le Rhône,
qui étaient alors inondés les jours de grosses eaux, mais
qui, actuellement, depuis que la Confédération a fait endi-
guer le fleuve, sont toujours à découvert.

L'endroit où se trouve la source est particulièrement intéressant sous le rapport de la constitution géologique du
sol de toute cette région de la Suisse; c'est le lieu où le

voyageur, remontant la Vallée, découvre pour la première fois le gneiss plus ou moins métamorphique qui prend la plus forte part à la formation du massif des roches feldspathiques du Mont-Blanc, et auquel les hautes Alpes calcaires de la Suisse occidentale doivent leur grande élévation et le contournement de leurs couches. Le point d'où jaillit la source est précisément sur la limite septentrionale de ce massif de gneiss, là où ce dernier s'enfonce sous le calcaire de la dent de Morcles; ces deux roches d'origine et d'époque très différentes ne reposent pas immédiatement l'une sur l'autre; elles sont séparées, comme dans toute la région, par une mince couche d'arkose verdâtre ou rosâtre, où le feldspath domine; cette couche qui, d'après des géologues très compétents, représente le trias et qu'ils ont appelée corgneule, n'a ici qu'une épaisseur d'environ un mètre. Le puits, au fond duquel se trouve la source de Lavey et qui a une vingtaine de mètres de profondeur, traverse d'abord des éboulis glaciaires, puis cette mince couche de corgneule, à la base de laquelle on voit les filets d'eau jaillir d'une fente du gneiss. — Si j'ai donné ces détails, c'est que je crois que l'origine précise des sources thermales a une grande importance et permet de comprendre, dans ce cas particulier, comment il se fait que l'eau de Lavey est à base de potasse et de soude, comme les eaux des Pyrénées, à l'inverse de presque toutes les autres eaux sulfureuses de la Suisse qui sont à base calcaire.

Le rendement de la source, ou plutôt de la portion de la source que nous utilisons actuellement (nous avons les preuves certaines de l'existence d'une nappe d'eau bien plus considérable que nous espérons voir capter incessamment), est environ de 70 litres par minute.

Voici l'analyse de l'eau de Lavey, telle qu'elle a été faite à l'Académie de Lausanne, par M. Baup, en 1833; celle obtenue en 1874 par M. Borel, pharmacien, à Bex, offrait des différences presque sans valeur.

Analyse chimique sur 1,000 grammes.

	Centimètres cubes.	
Gaz acide sulfhydrique	3,51	⎫
Gaz acide carbonique	4,34	⎬ à 0° et 0,76 mt.
Gaz azote	27,80	⎭

	Grammes.
Chlorure de potassium	0 034
» de sodium	0,3633
» de lithium	0,0056
» de calcium	0,0015
» de magnésium	0,0045
Sulfate de soude anhydre	0,7033 [1]
» de magnésie anhydre	0,0068
» de chaux anhydre	0,0907
» de strontiane	0,0023
Carbonate de chaux	0,0730
» de magnésie	0,0018
Silice	0,0566
	1,3128

Brome . . . . . .
Iode . . . .
Fluorure de calcium
Phosphate de chaux ⎬ traces ou quantités indéterminées.
Oxyde de fer . . .
»   de manganèse
Matière extractive .

Sa température, à la buvette, est en général de 46° c. pendant le mois de mai et les trois premières semaines de juin ; de 44° ¹/₂ c., pendant les mois de juillet et d'août et de 46° ¹/₂ c. en septembre. Toutes les fois que j'en ai fait pren-

[1] Avec eau de cristallisation :

Sulfate de soude . .	1,5825
» de magnésie .	0,0140
» de chaux . .	0,1147

dre au fond du puits, elle avait environ 5 degrés de plus.
C'est donc une des eaux les plus chaudes de la Suisse, puisqu'elle rivalise pour la température avec Louëche et Baden
en Argovie, qui passent pour les plus chaudes de la contrée;
or, les différentes sources de Louëche ont de 36° à 51° c., et
celles de Baden de 46° à 50° c.

Sa pesanteur spécifique, prise à 15°, était = 1,00114.

Comme nous l'avons déjà dit, la source est à une profondeur d'environ 20 mètres; mais il n'en a pas toujours été
ainsi. Le premier encaissement fait en 1832, au moyen d'un
collecteur et de manchons en mélèze engaînés les uns dans
les autres, n'atteignait, d'après la description et le plan de
M. le docteur Bezencenet, qu'une profondeur de 22 pieds[1].
On descendit plus bas, lors des travaux du puits actuel
exécutés en 1860, pour arriver sur la roche en place; mais
l'eau ne reste pas à ce niveau quand on ne l'épuise pas, car
sa force ascensionnelle est considérable. A la fin de l'hiver,
alors que les pompes ne marchent pas, l'eau s'élève dans le
puits presque jusqu'à sa margelle, c'est-à-dire jusqu'à l'ori-
fice du tuyau de dégagement qui est à 2 mètres au-dessous
de cette margelle. Ce qui prouve bien cette force ascensionnelle, c'est que lorsque la source fut découverte, l'eau
chaude surgissait à fleur de terre, au milieu des galets qui
bordaient le Rhône. Il est très probable qu'avant l'éboulement dont nous avons parlé, les fissures du gneiss, d'où
sortait la source, n'étaient pas recouvertes de débris de
rochers, mais étaient à ciel ouvert. M. François, ingénieur
des mines, partageait cette opinion. Nous lisons dans son
rapport d'expertise sur la source de Lavey (Paris, 23 janvier
1861): « L'état fendillé et en partie altéré de la roche indi-

---

[1] *Notice sur les eaux thermales de Lavey*, par G. Bezencenet, D^r-méd.,
Lausanne, 1836.

» que qu'elle appartenait à la portion dénudée, ayant fait
» autrefois berge découverte, sans doute avant la catastro-
» phe de la dent du Midi. »

Une eau froide à 20° c., d'un rendement trois fois plus considérable, contenant, en quantité moindre, les mêmes éléments minéraux, jaillit à peu près à 50 centimètres au-dessus
de la précédente, également dans le fond du puits. Cette
proximité a été une complication fâcheuse, car l'eau froide,
en s'infiltrant dans les travaux de captage de la source
chaude, se mélangeait à celle-ci, la refroidissait et l'affai-
blissait plus ou moins, suivant les moments; cela donnait
lieu à des variations sensibles dans la qualité et dans la
quantité de l'eau thermale de Lavey, et cela explique fort
bien comment, dans des ouvrages classiques tels que ceux
de M. Durand-Fardel, écrits en 1860 et 1862, notre source
était accusée de n'être ni très considérable, ni très constante
ou même de varier sensiblement dans son degré de sulfura-
tion. Pour vaincre cet obstacle et empêcher le mélange des
deux eaux, il fallait exécuter de grands travaux qui entraî-
naient de fortes dépenses devant lesquelles on a reculé pendant longtemps. On s'y décida enfin en 1864, comme le
témoigne le docteur Rotureau dans l'article qu'il écrivit
cette année-là sur les bains de Lavey[1]. M. J. François, ingénieur en chef des mines, conseilla un captage plus perfec-
tionné des filets de la source, et l'on établit en outre des
pompes d'un diamètre proportionné à la colonne d'eau
fournie par chaque source et destinées à épuiser à mesure
la quantité d'eau provenant de l'une et de l'autre. Ces pompes furent mises en mouvement par une grande roue
hydraulique alimentée par l'eau du Rhône. Depuis lors, elles

---

[1] *Des principales eaux thermales de l'Europe,* par Armand Rotureau,
T. III, p. 462.

fonctionnent jour et nuit pendant toute la saison, sous la surveillance d'un mécanicien qui a pour charge de faire arriver l'eau sur la roue en quantité telle qu'elle donne un nombre de tours déterminé par minute. Ainsi, il n'y a plus de mélange possible, ni de variations de température ; et je puis dire que ni mon prédécesseur, le regretté docteur Pellis, ni moi, nous n'avons jamais eu à nous plaindre d'aucun inconvénient de ce nouveau système. La source oscille entre 44° ¹/₂ et 46° ¹/₂ d'après les mois de l'année, comme je le signalais plus haut, et ne subit pas d'autres modifications, pas plus dans sa température que dans sa minéralisation.

L'eau de Lavey est difficile à classer : M. Durand-Fardel en a fait une eau sulfatée mixte ; M. Rotureau, une eau hyperthermale chlorurée sodique faible, azotée moyenne, et les auteurs allemands, le docteur Meyer-Ahrens entre autres, dans un ouvrage fort sérieux sur les eaux de la Suisse ¹, la qualifient d'eau sulfureuse au même titre que Baden en Argovie, et Schinznach, avec l'épithète saline chlorurée *(salinische muriatische Schwefeltherme)*. Le docteur Gsell-Fels, dans le livre que nous avons déjà cité et qui est le travail le plus récent et certainement le plus complet sur les bains de la Suisse, l'appelle une source thermale sulfureuse et chlorurée sodique *(Schwefel Koch Salztherme)*.

Il est de fait qu'elle est à la fois *sulfatée* et *sulfureuse ;* que la base qui y domine d'une façon très manifeste est la soude, et que, au milieu de ces appréciations diverses, ce qui doit rester en mémoire plutôt qu'un terme de classification, c'est que ses éléments constitutifs prépondérants sont *le sulfate de soude et le chlorure de sodium ; que les gaz acide sulfhydrique et acide carbonique y sont en quantités à peu près égales, et l'azote en proportion sept fois plus considérable.*

¹ *Die Heilquellen und Kurorte der Schweiz,* von Dr Meyer-Ahrens. 2ᵉ édit. Zürich, 1867.

Il n'existe pas, à notre connaissance, d'eaux vraiment analogues, si ce n'est certaines sources dans le Caucase, telles que Eisenberquelle et Petersquelle. Evaux, dans la Creuse, s'en rapproche aussi, avec cette différence que la chaux y est beaucoup plus abondante, et par conséquent que l'acide carbonique n'y est pas libre, ce qui rend cette eau d'une digestion pénible et d'un effet diurétique nul, tandis que les eaux de Lavey sont d'une digestibilité remarquable.

Il va sans dire que nous ne prétendons point faire ici une étude comparative de l'eau de Lavey avec les eaux similaires; si nous citons quelques sources qui lui ressemblent, c'est pour mieux faire comprendre à quelle nature d'eau nous avons à faire.

Dans le même ordre d'idées, nous ajouterons qu'elle a certains rapports avec celle d'Aix, en Savoie, mais que cette dernière est beaucoup moins minéralisée (total des matières fixes : 0,3309, au lieu de 1,3128); l'hydrogène sulfuré y est, par contre, beaucoup plus abondant, ce qui la rend très difficilement potable. Il en résulte une eau qui, par sa chaleur et par sa masse, s'applique admirablement aux traitements externes, mais qui, par sa composition, n'est point capable de modifier une diathèse ou un vice constitutionnel, et est difficilement employée en boisson; Uriage, au contraire, est beaucoup plus minéralisé que Lavey (total des sels : 10 gr. 4262), mais cette richesse est plutôt une complication pour la boisson; elle oblige à débuter par des doses très faibles amenant souvent de la constipation; à doses élevées, l'eau d'Uriage est au contraire très purgative.

Les sources de Baden en Argovie n'ont aucun rapport avec Lavey; elles sont à base tout à fait calcaire; Louëche y ressemble encore moins; c'est surtout une eau séléniteuse qui, contrairement à l'idée reçue, ne renferme ni hydrogène sulfuré, ni sulfure, qu'on ne boit pas et qui agit principalement par la grande durée des bains pris en commun.

Les eaux de Schinznach renferment, comme celles de Lavey, une proportion notable de soude, mais davantage de sulfate de chaux; elles ne contiennent pas de chlorure de sodium, et l'hydrogène sulfuré y est en quantité si abondante qu'il en fait une eau franchement sulfhydrique irritante et donnant lieu à un genre de médication différent de celui dont nous faisons usage.

L'eau de Lavey est claire et limpide, à moins qu'elle n'ait séjourné quelque temps dans les tuyaux, auquel cas elle renferme de nombreux filaments de glairine; recueillie dans un verre on y remarque deux espèces de bulles : les unes montant rapidement comme le fait l'azote, les autres plus lentement comme l'acide carbonique. Elle a une saveur saline et d'œufs pourris, qui est suffisamment masquée par sa haute température et par l'acide carbonique pour n'être pas désagréable, et pour que la plupart des baigneurs s'y habituent facilement. Les malades affirment tous la digérer d'autant mieux qu'elle est plus chaude; aussi recommande-t-on depuis longtemps d'aller la boire à la source même, plutôt qu'à la buvette des bains; dans ces conditions elle est si facilement supportée que beaucoup de malades en avalent jusqu'à 16 et 18 verres par jour (verres de 120 gr.) sans en être incommodés.

Elle fait éprouver à l'estomac une sensation de chaleur agréable; elle ne donne aucune impression de pesanteur, ne provoque ni éructations, ni nausées, et passe très rapidement, même quand les fonctions stomacales sont languissantes; son action sur les voies digestives est donc bien différente de celle d'une eau ordinaire chauffée artificiellement à égale température. Elle augmente l'appétit d'une façon notable; nous l'avons vue réveiller promptement la sensation de la faim chez des gastralgiques et des dyspeptiques qui ne mangeaient que peu ou point. Les évacuations alvines sont facilitées sans devenir trop fréquentes; la constipation est tout-à-fait l'exception, et quand l'eau est bue froide et en quantité considérable, l'effet purgatif est toujours obtenu.

Si l'eau de Lavey agit sur les voies digestives, elle agit non moins sûrement sur la peau; les personnes qui en boivent deux ou trois verres éprouvent aussitôt une chaleur générale; leur peau paraît plus rouge, plus animée, comme si la circulation se faisait beaucoup mieux dans les vaisseaux capillaires; des gouttelettes de sueur apparaissent, quelle que soit la température ambiante, et la transpiration augmente de jour en jour pendant la durée de la cure, ce qui prouve bien que l'eau de Lavey est franchement sudorifique.

L'élimination si facile de la boisson par l'enveloppe cutanée nous explique comment il se fait qu'une eau renfermant une forte proportion de sulfate de soude ne soit pas plus purgative; en effet, il y a corrélation ou plutôt compensation entre l'activité du tégument externe et celle de la muqueuse du tube digestif, et l'on comprend que chez les personnes dont la peau fonctionne mal, la purgation soit plus accentuée et plus constante. Dans les cas exceptionnels, où l'élimination ne se fait ni par une voie, ni par une autre, c'est-à-dire où il y a simultanément peau inerte et constipation, il se produit quelquefois des maux de tête et une certaine congestion cérébrale qu'il faut surveiller et combattre.

A côté de l'action digestive et de l'action sudorifique il y a chez tous les malades l'effet diurétique et celui-ci est constant, que l'eau soit bue chaude ou qu'elle soit bue froide. Seulement, dans le premier cas, le résultat est moins instantané, ce qui se conçoit aisément; une eau chaude séjourne plus longtemps dans l'organisme parce que la chaleur diminue la tonicité des vaisseaux sanguins dont la capacité est ainsi accrue. Quand, au contraire, l'eau est bue froide, la distension des vaisseaux n'a pas lieu ; en outre le saisissement produit par le froid amène une miction plus rapide. Nous avons vu plusieurs fois des malades atteints de blennorhagie ou de cystite être pris d'hématurie, dans les premiers jours de leur cure, pour avoir voulu procéder trop rapidement et débuter par un grand nombre de verres au lieu d'accoutumer petit à petit leurs organes à l'action de l'eau thermale.

L'eau de Lavey est donc vraiment diurétique, c'est-à-dire qu'elle active la diurèse ; mais outre l'action sur les reins, elle a encore une action particulière sur la muqueuse des voies urinaires ; les malades atteints de catarrhe vésical ou de blennorrhées remarquent tous que la sécrétion catarrhale change d'aspect et diminue en peu de temps. Nous reviendrons sur ce fait dans le chapitre des maladies.

L'eau de Lavey est excitante pour les organes génitaux, elle rend la menstruation plus abondante, la fait venir avec plus de facilité et moins de douleurs et souvent plus tôt qu'à l'époque ordinaire.

Elle a également une action excitante sur les bronches et le poumon ; elle est expectorante plus qu'une boisson chaude à égale température et termine rapidement les bronchites, non pas tout à coup, mais en les faisant passer par les phases d'une bronchite plus franche et plus normale.

Quelques mots encore sur l'action de l'eau de Lavey prise en bains. Quand le bain est tiède on n'y éprouve aucune sensation spéciale, si ce n'est une chaleur bienfaisante ; l'eau paraît plus onctueuse que l'eau ordinaire et le bain peut être prolongé très longtemps sans qu'il produise de fatigue et sans qu'il laisse cette sensibilité au froid dont on est péniblement impressionné après un bain tiède ordinaire. Mais c'est principalement sur les surfaces malades que les résultats sont manifestes. Les éruptions cutanées s'enflamment légèrement; il se produit pendant les premiers jours de la cure une certaine cuisson de la peau, un certain retour du mal; les phénomènes sont moins intenses que dans les eaux où la proportion d'hydrogène sulfuré est plus considérable et pourtant ils sont suivis des mêmes effets. Les plaies et les ulcères chroniques deviennent vermeils, se détergent, bourgeonnent et se cicatrisent rapidement, même quand ils étaient depuis longtemps inertes et fongueux. Les anciens ulcères de jambes sur fond variqueux, cet opprobre de la chirurgie, sont guéris à Lavey en peu de jours, par le bain d'eau thermale aidé d'une douche en pluie tiède dans les cas les plus mauvais. On obtient le même résultat par le simple emploi de compresses d'eau thermale.

Nous pouvons donc dire que l'eau de Lavey est cicatrisante, chirurgicale par excellence et cela quelle que soit la diathèse, quelle que soit l'origine de la plaie : affection spontanée scrofuleuse ou tuberculeuse, lésion traumatique ou suite d'opération. Cela est si vrai que chez les cancéreux à qui la cure de Lavey est nuisible, comme nous le verrons dans la suite, s'il y a des surfaces ulcérées, l'effet local de l'eau est salutaire pendant quelques jours et peut donner momentanément le change au malade et au médecin.

Ces phénomènes de cicatrisation sont plus rapides et plus manifestes encore quand le bain est pris à la source avec sa chaleur native et avec toute sa richesse en gaz; il y a tels cas où il y a même danger à laisser la cicatrisation se faire si vite. Dans le bain pris à la source, les douleurs rhumatismales se calment presque de suite; les tissus cicatriciels, les rétractions musculaires et tendineuses perdent leur dureté et s'assouplissent. Quand les douleurs, au lieu d'être rhumatismales, tiennent à une affection osseuse, l'eau thermale n'y produit pas ce soulagement immédiat, mais souvent les exagère pendant les premiers jours pour n'amener l'amélioration que plus tard. L'effet le plus remarquable de l'application de l'eau de Lavey à l'usage externe est ce qui se passe sous la douche prise à la source à la température de 46° c.; cette douche est facilement supportée à ce degré élevé, ce qui n'est pas le cas lorsqu'il s'agit d'eau ordinaire; l'on voit alors survenir une transpiration profuse qui s'obtient même par la douche locale sur un bras ou sur une jambe, le reste du corps étant exposé à l'air frais et la vapeur de l'eau ne pénétrant pas par les voies respiratoires.

La poussée est à Lavey un phénomène non pas constant, mais assez habituel; elle nous semble être surtout en rapport avec la durée du bain. Ainsi, elle se produit presque toujours chez les malades de l'hôpital qui se baignent régulièrement et restent dans l'eau deux heures le matin et deux heures l'après-midi. Nous l'avons d'abord attribuée en grande partie au bain pris en commun dans les piscines, mais, depuis, nous avons eu l'occasion de constater qu'elle se montre encore plus sûrement chez les personnes qui se baignent ou se douchent à la source même, ce qui nous porte à penser que la poussée est surtout le résultat d'une activité circulatoire momentanément exagérée dans les réseaux capillaires de toute la surface cutanée. La forme la plus habituelle de la poussée, à Lavey, est un exanthème assez semblable à une rougeole boutonneuse avec desquamation très manifeste; la forme acnéique, ou même furonculeuse, se rencontre plus rarement. Chez les malades baignés dans un mélange d'eau thermale et d'eau mère, il y a souvent une poussée complexe dont nous parlerons plus loin.

Dans aucun de ces cas, l'éruption ne m'a paru assez intense pour produire une complication et m'obliger à sus-

pendre le traitement; au contraire, elle s'est toujours dissi-
pée d'elle-même par la continuation des bains.

Un autre phénomène au moins aussi fréquent que la
poussée est une sorte d'abattement général qui survient
d'ordinaire entre le quinzième et le vingtième jour de la
cure; il y a pesanteur de tous les membres, surtout de la
tête; mauvais sommeil, dégoût de la nourriture, langue tout
à fait saburrale. Ce phénomène se produit aussi bien chez
les personnes qui prennent simplement les bains que chez
celles qui boivent en même temps; mais ce qui est curieux
c'est qu'il apparaît plus sûrement chez celles qui boivent
l'eau thermale sans eau mère.

Eaux mères.

Les eaux mères, dont on fait usage à Lavey, proviennent des salines de Bex où se fabrique une grande partie du sel dont on se sert en Suisse. C'est la même exploitation qui les fournit aux divers établissements de Bex et d'Aigle. Aussi a-t-on pu croire, lors de la création du grand hôtel des Salines de Bex, que celui-ci absorberait la majeure partie des eaux mères et que Lavey en serait plus ou moins dépourvu. Il n'en est rien. L'Etat de Vaud, propriétaire de la source et de l'hôpital de Lavey, a sauvegardé les intérêts de ce dernier en faisant, il y a huit ans, un bail de cinquante ans avec la Société à laquelle il a vendu les salines dont il était propriétaire, bail dont les clauses assurent les deux premiers tiers des eaux mères des salines aux bains de Lavey, à raison d'un prix convenu. J'ai cru devoir signaler ce fait, ayant appris que pour beaucoup de personnes il existait une certaine confusion à ce sujet et que le bruit circulait qu'il n'y avait d'eau mère authentique qu'à Bex. Quoique les piscines de l'hôpital nous en consomment beaucoup, elle ne nous a jamais fait défaut, grâce à de grands réservoirs que l'on remplit à l'aide de tonneaux amenés sur des chars ; ce mode de transport est adopté aussi bien dans les hôtels de Bex et d'Aigle que chez nous, le bâtiment d'exploitation des salines étant à une certaine distance de ces divers établissements.

Les *eaux mères* sont ce liquide très concentré qui reste dans les chaudières après la cristallisation du sel par ébullition et par évaporation; c'est un liquide sirupeux, pesant, légèrement jaunâtre, d'une saveur très amère, qui a à peu près partout le même degré de concentration; il conserve environ un tiers de matières extractives, par la raison, qu'arrivé à ce point dans la fabrication du sel, on a constaté que les frais de cuisson ne sont plus compensés par les bénéfices à retirer de la vente du produit.

Au point de vue commercial, l'eau mère rapporte peu; sa production est dispendieuse, et comme elle n'a d'emploi que pour les bains, il y a certaines exploitations de sel où l'on a renoncé à sa fabrication. C'est ce que nous avons constaté il y a quatre ans, en visitant les salines de Schweizerhall et de Rheinfelden, où l'on avait trouvé profit à obtenir, au lieu d'eau mère, un nouveau produit solide. On y faisait alors trois espèces de sel : 1° un sel très fin, cristallisé par agitation, d'un beau blanc, mais hygrométrique et amer, néanmoins se vendant bien à cause de sa ténuité et de sa belle couleur; 2° un sel moyen obtenu plus lentement par le repos de la solution, moins blanc mais non hygrométrique, franchement cristallisé et estimé des connaisseurs parce qu'il est composé uniquement de chlorure de sodium; enfin 3° un sel grossier, vendu comme sel marin pour engrais, à un prix aussi élevé que le sel fin.

C'est ce dernier produit qui a remplacé l'eau mère; il s'obtient par une évaporation plus prolongée; il renferme peu de chlorure de sodium mais beaucoup d'autres résidus salins, tels que : sulfate de chaux, carbonate de chaux, arragonite, etc., car les gisements salins du Muschelkalk du

Jura sont très calcaires, en sorte que ce gros sel est fort apprécié par les paysans et se vend avantageusement. Les établissements balnéaires de la contrée sont obligés de se contenter de l'eau chargée de sel que les pompes ramènent du fond de la mine (soole). Pour des bains plus concentrés, on donne à Schweizerhall les résidus de l'Oranienquelle de Kreuznach ou des bains iodo-bromurés, préparés artificiellement par un pharmacien de la localité.

A Bex, comme dans la plupart des salines exploitées, on faisait autrefois subir à l'eau chargée des principes salins une première évaporation dans les bâtiments dits de graduation; actuellement on se contente de la faire bouillir dans des chaudières, ce qui doit occasionner une déperdition moindre de certains sels.

Les eaux mères sont depuis longtemps employées dans de nombreux bains allemands : à Nauheim, Hambourg, Kreuznach, Wiessbaden, Kissingen, etc., etc. En France il existe à notre connaissance quatre localités où l'on en fait usage : Salins dans le Jura, Salins-Moutiers en Savoie, Salies de Béarn et Aix en Provence, où l'on apporte les eaux mères des marais salants de la Méditerranée.

Voici l'analyse des eaux mères de Bex, faite en 1841, par M. Pyrame Morin.

Sur 1000 parties elles contiennent :

Chlorure de magnésium	142,80
— de calcium	40,39
— de potassium	38,62
— de sodium	33,92
Bromure de magnésium	0,65
Iodure de magnésium	0,08
Sulfate de soude	35,49
Silice	0,15
Alumine	0,39
Carbonate de chaux, fer	Traces.
	292,49

Pesanteur spécifique : 1.2766.

Si l'on compare cette analyse avec celles qui nous sont connues des eaux-mères d'Allemagne, on sera frappé de voir que celles de Bex renferment un élément que les autres n'ont pas : l'*iode* (iodure de magnésium 0,08); elles méritent vraiment le nom de *bromo-iodurées* tandis que les eaux mères d'Allemagne sont simplement *bromurées*.

Il nous paraît évident que la réunion de l'iode et du brome est au point de vue thérapeutique une circonstance excessivement précieuse. Tous les ouvrages de matière médicale témoignent que l'on a cherché à associer ces deux éléments, à peu près dans la proportion que renferment nos eaux mères, dans toutes les préparations tentées comme succédanées de l'huile de foie de morue, espérant ainsi obtenir les meilleurs résultats avec la plus grande tolérabilité.

Parmi les eaux mères utilisées en France, celles de Salins (Jura) ne renferment que du bromure de potassium, celles d'Aix (Provence) que du bromure de sodium; celles de Salies de Béarn sont les seules qui contiennent du brome et de l'iode (Bromure et iodure de magnésium); quant aux eaux mères de Salins (Savoie) on y trouve du bromure de sodium, mais en quantité non pondérable.

Nous voyons en outre que c'est le chlorure de calcium qui domine dans toutes les eaux mères d'Allemagne provenant de terrains porphyritiques et houillers; tandis que les chlorures alcalins y sont en quantité minime, circonstance fâcheuse au point de vue de leur action résolutive et fondante et qui a encore l'inconvénient de les rendre complètement impotables; or les médecins qui se sont occupés d'hydrologie s'accordent à dire que les eaux sodiques ou potassiques ont une action plus profonde sur notre organisme que les eaux calcaires; cette opinion est exprimée bien for-

mellement par M. le docteur Durand-Fardel dans une brochure toute récente[1] : « Toutes les grandes actions thérapeutiques, » écrit-il, « que peut revendiquer la médication
» thermale appartiennent aux eaux à bases franchement
» sodiques... Ces actions, les plus importantes et les plus
» profondes, sont les actions altérantes ou diathésiques,
» reconstituantes et résolutives. Telles sont celles qui sont
» très spécialement dévolues aux eaux à minéralisation
» accentuée et surtout à bases sodiques nettement prédo-
» minantes. Ceci est un des faits les plus frappants de la
» médication thermale. Si l'on rencontre une eau minérale
» franchement et fortement sodique, on pourra être assuré
» *a priori* qu'elle possède à un haut degré les propriétés
» que je viens de signaler. Si c'est une eau qui soit dépour-
» vue de bases semblables, ou ne les tienne qu'en sous-
» ordre, on peut affirmer qu'elle ne possède ces mêmes
» propriétés qu'à un très faible degré. Ceci est, je ne veux
» pas dire une loi, mais l'expression de faits très positifs
» qui ne me paraissent pas avoir encore été signalés... Quant
» aux bases calciques elles tendent à imprimer aux eaux où
» elles dominent des actions sédatives. »

Cela est si vrai que lorsque nos eaux mères sont trop
irritantes pour certaines personnes très nerveuses, il suffit
d'y ajouter des sels calcaires qui en atténuent l'action beaucoup mieux que la gélatine ou telles autres substances émollientes.

Mais c'est surtout pour l'emploi d'une eau saline en boisson qu'il est important que les sels calcaires y soient en
petite quantité. Ainsi à Salins-Moûtiers, où le sulfate de chaux
domine, la boisson ne fait pas partie de la cure habituelle ;

[1] *Les indications des eaux minérales et leurs actions thérapeutiques,*
par le docteur Durand-Fardel, président honoraire de la Société d'hydrologie médicale de Paris, 1878, page 17.

à Salins Jura, où l'eau renferme peu de sulfate de chaux
comparativement à la proportion de chlorure de sodium,
elle est mieux tolérée. « Les eaux de Salins, quoique froides,
» dit le docteur Candellé [1], sont assez bien supportées en
» boisson et peuvent se prendre à la dose de un verre le
» matin et un verre le soir. » Cependant une quantité considérable de chlorure de sodium n'est pas non plus une
condition favorable pour l'usage interne; ainsi les eaux de
Salies de Béarn où ce sel est prépondérant « se donnent en
» boisson à très petites doses, souvent coupées, un quart de
» verre, un demi-verre au plus. Son absence de thermalité,
» sa haute densité la rendraient bien vite fatigante pour
» l'estomac [2]. »

Nous voyons donc que les eaux salines, un peu conden-
sées, s'adaptent difficilement à la boisson, par la raison
qu'elles sont ou trop irritantes, ou trop fatigantes pour l'estomac. Il n'en est pas ainsi des eaux mères dont nous
disposons à Lavey; le chlorure de magnésium y est prépondérant et le sulfate de soude l'emporte en proportion sur le
chlorure de sodium; ce sont là des conditions spécialement
avantageuses pour l'usage interne. Cette eau mère, mélangée
à notre eau sulfureuse, est supportée par les estomacs les
plus susceptibles et nous pouvons dire que Lavey est une
des rares stations où une boisson saline concentrée soit
entrée dans la pratique journalière de la cure.

L'emploi des eaux mères pour l'usage interne, mélangées
à l'eau thermale de Lavey, est dû au professeur Lebert, qui
en a fait l'essai pour la première fois, en 1841, comme on
peut le lire dans son compte-rendu publié à cette époque;
c'est lui qui, déjà l'année précédente, avait eu l'heureuse

---

[1] *Manuel pratique de médecine thermale*, par H. Candellé, 1879, p.
164.

[2] H. Candellé, loc. cit. p. 182.

idée de l'associer à l'eau thermale des bains, dans les cas
où une plus forte minéralisation lui paraissait désirable. —
Dès lors on n'a jamais cessé de s'en servir, pas plus pour la
boisson que pour les bains, contrairement à ce qu'en a écrit
le docteur Rotureau, en 1858, dans un article très consciencieux consacré à l'étude des eaux mères, erreur répétée
depuis dans tous les dictionnaires et dans tous les traités
ou manuels d'eaux minérales. Ce que dit le docteur Rotureau est parfaitement juste pour les eaux mères prises dans
de l'eau ordinaire ; mais l'eau thermale de Lavey, par sa
température, ses gaz et ses qualités chimiques, leur constitue
un admirable correctif et les fait parfaitement supporter.
Tous nos malades, même les enfants très jeunes, l'avalent
sans répugnance ; beaucoup préfèrent l'eau de la source
avec une ou deux cuillères à café d'eau mère, et prétendent
que la boisson ainsi composée est moins fade et plus agréable au goût.

Ce qui prouve à quel point les eaux mères ont pris rang
dans le traitement de Lavey, c'est que les malades viennent
nous demander spontanément quelle quantité d'eau mère
nous les autorisons à boire chaque matin et seraient fort
étonnés que nous leur fissions prendre, en cas de purgation,
des produits pharmaceutiques de préférence à une eau qu'ils
ont à leur portée. Nous dirons plus, la boisson des eaux
mères est si peu tombée en désuétude que les pharmacies
de la Suisse française possèdent de l'eau mère de Bex filtrée
pour l'usage interne, et que dans tout le pays il s'en fait,
pour les enfants scrofuleux, une consommation presque
égale à celle de l'huile de foie de morue.

Nous ne nous étendrons pas sur l'action physiologique de
l'eau mère comme nous l'avons fait sur celle de l'eau sulfureuse, car cette action, à peu près la même pour toutes
les eaux salines, est moins complexe et mieux connue.

L'eau mère, dont nous faisons usage, est purgative souvent à la dose de deux ou trois cuillères à café dans un verre d'eau thermale; l'effet est tantôt instantané, tantôt ne se produit qu'après deux ou trois heures; parfois même il ne s'obtient pas du tout et il y a alors exagération de la constipation; mais ce dernier résultat, qui est exceptionnel, tient à une disposition spéciale de la muqueuse, qui étant moins sensible n'éprouve pas une irritation suffisante pour que l'hypersécrétion des sucs soit assez abondante pour donner lieu à la purgation. Afin d'obvier à cet inconvénient il suffit d'ajouter à l'eau mère une très légère proportion de sulfate de soude ou de sulfate de magnésie.

L'effet purgatif est donc, en général, celui que nous demandons à l'eau mère; cependant en l'administrant à doses plus faibles et plusieurs fois par jour, on peut en faire une médication altérante ou tonique.

Nous avons dit que l'eau thermale est d'autant plus purgative qu'elle est plus froide. Il en est de même de son mélange avec l'eau mère et cela se comprend, car le froid ralentit l'absorption par les veines des chlorures et des sulfates qu'elle fait ainsi rester plus longtemps dans le tube digestif, d'où irritation plus considérable de la muqueuse; le froid par lui-même a du reste déjà une action excitante sur les tuniques musculeuses de l'estomac et de l'intestin.

L'action du bain salé est également bien plus simple que celle du bain sulfureux; il rougit, irrite la peau et y fait affluer le sang en plus grande abondance; il a le grand avantage de pouvoir être supporté à une température plus basse (plus frais d'environ trois degrés) que celle des bains ordinaires sans que le malade éprouve une sensation de froid, soit pendant qu'il est dans l'eau, soit lorsqu'il en est sorti. Nous expliquerons plus tard quelles sont les conséquences de cette augmentation des fonctions de la peau et nous dirons dans un autre chapitre quelles sont les doses auxquelles nous employons l'eau mère en boisson et en bains.

Les bains salés produisent aisément une surexcitation qui se traduit par de l'insomnie, une véritable fièvre avec accélération du pouls et élévation de la température; sécheresse de la peau; diminution ou perte d'appétit. Heureusement que le premier de ces symptômes est toujours l'insomnie, ce qui permet d'augmenter la dose tant que le sommeil est bon. Un autre inconvénient d'une salaison trop forte, c'est une dessiccation et une tension de la peau très pénibles, parfois même une éruption vésiculeuse ou pustuleuse, éruption facile à étudier sur les malades auxquels on applique localement des compresses d'eau mère, comme nous le faisons très souvent dans des cas de tumeurs blanches ou d'engorgements glandulaires dont nous voulons activer la résorption par une action substitutive. Chez les malades atteints de plaies il se manifeste encore fréquemment des érysipèles débutant à l'entour des surfaces dénudées.

Ce que nous avons dit pour l'usage interne des eaux mères est également vrai pour leur usage externe; l'expérience a prouvé qu'elles sont infiniment mieux supportées mélangées à l'eau de la source de Lavey que mélangées à l'eau d'un bain ordinaire. Tous les inconvénients que nous venons de signaler sont amoindris, en particulier la sécheresse de la peau, et souvent les malades qui, dans d'autres stations, notamment à Bex, n'avaient pu supporter que 5 à 6 pots d'eau mère, n'étaient pas incommodés à Lavey par une dose double, même triple. L'âcreté des chlorures est-elle en partie neutralisée par le soufre, ou y a-t-il d'autres réactions chimiques entre les bases et les acides produisant ainsi de l'électricité à l'état naissant? C'est ce que nous ne nous permettrons pas de trancher actuellement.

Hydrothérapie.

Nous avons à Lavey tous les éléments nécessaires pour faire une hydrothérapie modèle. Notre installation est, il est vrai, encore modeste, et le bâtiment situé au bord du Rhône assez primitif; mais nous avons cependant une grande piscine dans le lit même du Rhône; deux plus petites pour les enfants et une bonne organisation de douches : douche en jet, douche en arrosoir et douche circulaire. Le réservoir est placé à une hauteur convenable; l'eau y arrive au moyen d'une pompe à manivelle, que nous espérons bientôt voir remplacée par une roue flottante mue par le courant du Rhône.

Les douches chaudes et froides sont données actuellement dans le grand établissement des bains, où elles sont très bien installées sur le modèle d'Aix, c'est-à-dire que l'eau froide et que l'eau thermale surchauffée aboutissent par deux conduits munis de robinets, à un tuyau terminal; de sorte que le doucheur peut à volonté, et sans cesser son massage, administrer une douche variant du très chaud au très froid en ouvrant plus ou moins les robinets. Pour ces douches, dont la durée est d'un quart d'heure, le malade est en général étendu sur un matelas imperméable. Le massage est particulièrement bien fait par deux de nos employés qui ont une grande habitude de la chose.

Comme nous l'avons dit dans la préface, l'eau du Rhône a été amenée l'an dernier dans le bâtiment central et nous fournit pour les douches une eau à 8° c.; en sorte qu'on ne peut plus faire à l'établissement de Lavey le reproche de manquer d'eau à une température assez basse pour la douche froide, courte et à réaction.

Dans ce même bâtiment central nous avons aussi : la douche ascendante, le bain de vapeur si utile parfois au début d'une cure; l'hydrofère, qui fonctionne tantôt avec un mélange assez concentré d'eau mère, tantôt avec l'essence de térébenthine alcalinisée, tantôt avec d'autres substances médicamenteuses; et un cabinet destiné aux pulvérisations et aux inhalations.

Pour en revenir au traitement d'eau froide proprement dit, il est important de signaler qu'au lieu des piscines des établissements ordinaires d'hydrothérapie, nous possédons à Lavey un bain de vague fort puissant, qui réunit aux avantages d'une température très basse, ceux du choc résultant de la violence du courant; cette action simultanée du bain et de la douche amène la réaction bien plus facilement que tous les autres moyens; c'est, à notre avis, un avantage exceptionnel, car on rencontre difficilement une eau à la fois aussi froide et aussi abondante que celle du Rhône à Lavey. L'égalité remarquable de sa température est une chose à noter; elle provient de ce qu'en été le fleuve est alimenté bien plutôt par la fonte des neiges que par des eaux de source, et ne met qu'une dizaine d'heures à nous arriver des glaciers. Plus il fait chaud, plus la fonte est considérable, d'où il résulte que pendant les sécheresses de l'été le niveau du Rhône, loin de baisser, s'élève et que sa température reste constamment entre 8 et 10 degrés.

Mode d'action de l'Eau thermale.

Quand une brochure sur les eaux minérales tombe sous les yeux d'un malade, celui-ci y cherche avant tout la description d'affections semblables à celle dont il est ou dont il se croit atteint et le récit de leurs guérisons merveilleuses. Mais le médecin qui veut désigner une station balnéaire ne peut pas se contenter de l'indication sommaire des maladies dans lesquelles telles ou telles eaux sont salutaires ni de leur simple analyse chimique. Il faut qu'il ait dans son esprit une idée nette du mode d'action de l'eau qu'il va prescrire sur les différentes fonctions de l'économie; il faut qu'il sache quelles sont les réactions qu'il peut espérer de la cure, quel est le lien qui les unit, autrement dit, qu'il ait une théorie sur la manière dont cette eau minérale peut impressionner l'organisme humain.

C'est pour aider le médecin dans ce travail de synthèse physiologique que nous donnons le chapitre suivant, bien persuadé que si, dans les maladies aiguës, la médication peut à la rigueur être une simple action chimique sur un tissu ou sur un organe, si même on peut souvent dans ces cas se borner à observer et à faire de la médecine expectante, puisqu'il s'agit de maladies venues du dehors dont l'éco-

nomie doit se débarrasser d'elle-même, dans les maladies
chroniques, au contraire, les choses se passent tout autrement. Dans ces affections qui procèdent de nous-mêmes, la
cause est plus difficile à saisir, les désordres sont plus com-
plexes; aussi la thérapeutique en est-elle plus compliquée et
avant d'agir, ou en tout cas pour agir d'une façon fruc-
tueuse, de justes notions de physiologie et de pathologie
générales sont-elles indispensables.

Les eaux sulfureuses ont été utilisées de temps immémo-
rial; leur vogue a dépassé celle de toutes les eaux thermales
jusqu'à une époque voisine de la nôtre et pourtant on est
loin d'avoir une idée nette sur leur manière d'agir et surtout on est loin de s'entendre à ce sujet.

En Allemagne, on donne à l'action des eaux sulfureuses
une interprétation essentiellement chimique et pharmacologique; les auteurs allemands les plus modernes qui ont écrit
sur la balnéothérapie, nient complètement l'effet sur l'enveloppe cutanée des sulfures contenus dans les sources minérales; d'après eux, quand on frictionne la peau avec une
lotion de foie de soufre à 5 $^0/_0$, elle reste intacte; donc à
bien plus forte raison, elle ne doit pas être impressionnée
par un bain thermal où la proportion de sulfure n'est que
de $\frac{1}{150}$ $^0/_0$.

Ces sulfures à si faible dose, disent-ils encore, ne peuvent
pas être résorbés et agir sur le sang, d'autant plus que la
résorption des substances solides par la peau n'est pas
démontrée. Cependant ils accordent plus de valeur à l'hydrogène sulfuré; ils n'attachent pas grande importance à la
quantité minime qui en est absorbée par la peau, mais par
contre ils croient à l'action réelle de la portion de ce gaz
qui pénètre dans le poumon pendant le bain, puisqu'il est
prouvé que dans les empoisonnements par l'hydrogène sulfuré, c'est par la muqueuse pulmonaire que l'intoxication se

fait le plus rapidement. En résumé, d'après l'opinion courante en Allemagne, le bain sulfureux équivaudrait à un
bain thermal quelconque non minéralisé, auquel une petite
quantité d'hydrogène sulfuré, pénétrant surtout par la respiration, ajouterait quelque chose d'indéterminé et de dis-
cutable. Son effet dépendrait tout autant de sa thermalité,
du mode d'application, des moyens adjuvants et peut-être
du climat de montagne et de l'altitude élevée où l'on trouve
en général les stations balnéaires de cette classe.

Pour l'action des eaux sulfureuses en boisson, même
explication toute pharmaceutique.

L'hydrogène sulfuré, d'après les médecins allemands, est
la seule des substances contenues dans ces eaux qui soit
active et les sulfates et les sulfures n'agissent qu'après décomposition préalable en hydrogène sulfuré dans l'économie; or
cet hydrogène sulfuré n'a sur elle, toujours d'après eux,
qu'un seul effet qui soit démontrable, celui produit sur le
système de la veine porte. Dans cette portion de l'appareil
vasculaire, l'hydrogène sulfuré s'attaque aux globules sanguins en voie de transformation régressive; il détruit ces
cellules à vitalité affaiblie en leur enlevant le fer qui entre
dans leur constitution pour faire du sulfure de fer qu'on
retrouve dans les matières fécales; ainsi le système porte
est désobstrué et des cellules neuves et saines prennent la
place qui leur a été faite.

Cette théorie, reposant sur des observations faites en
partie sur lui-même, à Weilbach, par le docteur Roth[1], a été
adoptée par les professeurs Schœnlein et Frerichs; d'après
elle, l'action sur le foie est la seule qu'auraient les eaux sulfureuses en boisson.

Il n'y a donc pour cette école que trois indications ration-

---

[1] Voir la brochure de Roth, Wiesbaden, 1862.

nelles de l'usage interne des eaux sulfureuses : 1° les stases sanguines abdominales; 2° les catarrhes bronchiques ou les cas de tuberculose pulmonaire liés à un engorgement du foie; 3° les empoisonnements métalliques, car on sait que c'est surtout dans le foie que s'emmagasinent les molécules de métal.

On n'est pas partout aussi sceptique qu'en Allemagne sur le rôle des eaux sulfureuses; en France, où ces sources minérales sont bien plus nombreuses, où elles existent en Auvergne, dans les Alpes et surtout multiples et variées dans la chaîne des Pyrénées, on a en général plus de foi dans leurs effets. Des auteurs tels que Bordeu et Bertrand ont laissé sur ce sujet des écrits qui ont fait époque; d'autres travaux importants ont été publiés depuis lors et l'on admet maintenant que lorsqu'une eau sulfureuse a pénétré dans l'estomac, une partie des sulfures est décomposée par l'acide chlorhydrique du suc gastrique pour former un chlorure de sodium ou de potassium et que l'acide sulfhydrique libéré pénètre alors dans la circulation pour être éliminé par trois voies principales : la peau, la muqueuse des voies respiratoires et les urines où se retrouve toujours un excès de sulfate.

Ces faits sont admis sans contestation. Ils reposent sur des expériences bien positives de Claude Bernard qui démontrent que l'hydrogène sulfuré introduit dans les veines est éliminé très rapidement par les muqueuses et la peau. La transformation d'une portion de cet hydrogène sulfuré en sulfate dans l'économie est basée sur des observations de Wöhler, datant déjà de 1824, et prouvant que les sulfures peuvent s'oxyder dans notre organisme. Le soufre ayant pénétré dans les voies digestives est donc expulsé par la muqueuse pulmonaire, par la peau et par les reins et il est logique d'admettre que son maximum d'action se fait sentir sur ces surfaces vers lesquelles il a une affinité élective ; d'où ces trois indications incontestables d'employer les eaux sulfureuses :

1° Pour les maladies pulmonaires, puisque le soufre active les sécrétions bronchiques, facilite l'expectoration et que les individus auxquels on en a administré exhalent pendant longtemps une odeur soufrée et noircissent les métaux par leur respiration.

2° Pour les maladies cutanées, puisque le soufre exagère la sécrétion de la sueur, que le principe sulfureux séjourne dans les glandes sudoripares et que les transpirations conservent une odeur soufrée longtemps encore après que l'on a cessé tout usage du médicament.

3° Pour les affections vésicales, puisque l'élimination des sulfates par les reins augmente la diurèse.

Quant au bain sulfureux, on admet en général en France qu'il a sur la peau une action excitante, irritante; chacun sait que les phénomènes de poussée ne sont nulle part aussi fréquents que dans les stations sulfureuses. On admet aussi que le bain sulfureux stimule le système nerveux; Bordeu avait comparé cet effet sur les centres nerveux à celui du café. Mais on est quelque peu en désaccord sur la manière dont ce bain impressionne la circulation sanguine. S'il est des auteurs qui prétendent que la suractivité de la circulation peut aller jusqu'au mouvement fébrile qu'on a appelé la fièvre thermale et que les congestions cérébrales sont fréquentes dans les stations sulfureuses, il en est d'autres, au contraire, qui disent que l'absorption de l'hydrogène sulfuré dans le bain (et surtout dans le bain en piscine) rend les contractions du cœur moins énergiques, si bien que le rhythme habituel des battements artériels peut baisser de huit à douze pulsations.

Toutefois on n'a pas approfondi outre mesure cette ana-

lyse des symptômes observés; on a plutôt cherché à se rendre compte des phénomènes d'ensemble et des effets généraux; la tendance actuelle des maîtres français en balnéo-
logie, parmi lesquels je citerai surtout les docteurs Le Bret
et Durand-Fardel, n'est pas tant de rechercher quelles sont
dans une eau sulfureuse les substances qui agissent, quelles
sont celles qui n'agissent pas et sur quels tissus ou quels
organes l'action est le plus prononcée; mais bien au contraire d'observer exactement les changements qui s'opèrent,
pendant et même après la cure, dans l'ensemble des fonctions et dans la constitution de l'individu. C'est une étude
clinique plutôt que pharmacologique.

Ainsi on s'est attaché, dans ces derniers temps, à étudier
dans les eaux sulfureuses leurs propriétés reconstituantes,
cicatrisantes, manifestantes et substitutives.

« La substitution en thérapeutique consiste à changer la
» nature d'une inflammation (ce mot pris dans son sens
» classique) pour lui en substituer une autre plus facile à
» guérir. Dans les états aigus on cherche à provoquer une
» inflammation plus vive qui vienne se substituer à une
» inflammation d'une moindre intensité. Dans les états chro-
» niques on cherche à ramener de l'acuité dans une in-
» flammation lente et habituelle, ou encore à ramener à
» l'activité un état passif[1]. » Bordeu, qu'on a appelé le
promoteur de l'hydrologie scientifique en France, avait
constaté aux Eaux-Bonnes des modifications remarquables
de la muqueuse bronchique et un mode spécial de guérison des plaies par arquebuse; il avait vu là une action
substitutive bien nette et croyait même avoir trouvé dans
ce phénomène l'explication de toute la médication thermale.
Quoique Bordeu les ait trop généralisés, les effets de la

[1] Durand-Fardel, loc. cit. p. 28.

substitution sont bien réels; on les constate dans la plupart des stations sulfureuses, nous les avons observés nous-même à Lavey, aussi bien dans les affections des voies respiratoires que dans les maladies cutanées, telle qu'eczémas humides de grande étendue ou plaies indolentes.

Nous ne pouvons pas insister ici sur ce sujet, ni expliquer par des exemples ce qu'il faut entendre par reconstitution, cicatrisation, et manifestation; notre but, en entrant dans cet ordre d'idées, est simplement d'indiquer l'état actuel de la question de la médication sulfureuse en France, de faire comprendre en quoi la notion que nous nous sommes faite sur l'action des eaux de Lavey se rapproche des opinions qui ont cours dans la science et en quoi elle en diffère.

Nous allons pour cela reprendre une à une les différentes manifestations physiologiques et pathologiques que nous constatons le plus souvent à Lavey et étudier comment et pourquoi elles ont lieu.

La digestibilité de l'eau de Lavey, dont nous avons parlé dans un chapitre précédent, et l'augmentation d'appétit qu'elle procure s'expliquent aisément par les sulfates, les chlorures et les gaz (surtout l'acide carbonique) qui entrent dans sa composition et qui en activant la sécrétion des sucs gastriques facilitent la digestion. L'action excitante de l'eau de Lavey sur la muqueuse de l'estomac se propage aux glandes annexes du tube digestif; ainsi chez les malades atteints de congestion du foie et de lithiase biliaire, les selles deviennent plus colorées, le foie diminue rapidement de volume, ce qui prouve que, sous l'influence de la boisson de l'eau de Lavey, la sécrétion de la bile est accrue et que la circulation se fait mieux dans les conduits hépatiques. Ce résultat est-il dû à ce que la muqueuse intestinale est impressionnée comme celle de l'estomac ou faut-il admettre l'explication du docteur Roth, dont nous avons parlé, c'est-à-dire la désobstruction du système porte par l'hydrogène sulfuré, c'est ce que nous ne saurions décider; peut-être les deux effets sont-ils simultanés. Toujours est-il que le fonctionnement du foie se trouve activé et qu'il est très probable que la bile sécrétée, en plus grande abondance, active à son tour les phénomènes digestifs qui se passent dans l'intestin.

En un mot les eaux de Lavey, en augmentant la vitalité des organes digestifs, rendent leur travail plus énergique, plus complet.

D'autre part, sous l'influence du bain, dont l'action excitante nous paraît suffisamment prouvée par le fait que les malades n'ont aucune sensation de froid à leur sortie de l'eau; sous l'influence des douches comme sous celle de la boisson qui provoque, ainsi que nous l'avons déjà dit, une transpiration abondante, le sang est attiré à la périphérie et la circulation se faisant d'une façon plus vigoureuse dans les vaisseaux capillaires, il en résulte qu'elle est accélérée dans tout son circuit. Il y a donc un accroissement de l'activité circulatoire qui se continue pendant tout le temps de la cure; car les bains, les douches et la boisson se succèdent et se répètent plusieurs fois dans les 24 heures et le soufre s'accumulant dans les glandes sudoripares, s'élimine d'une façon lente et soutenue.

Il y a en même temps amélioration de la qualité du sang; sous l'influence de l'excitation des fonctions stomacales et intestinales, les produits de la digestion qui servent à former le liquide nourricier sont mieux élaborés, plus assimilables, et par conséquent le sang devient plus vivifiant. Les preuves en sont nombreuses; non-seulement la peau s'anime et la caloricité augmente, mais on voit la vie revenir dans les membres paralysés et atrophiés; on voit des éruptions variées remplacer des rhumatismes ou des mani-

festations asthmatiques; on voit la poussée, la fièvre thermale, deux phénomènes qui se produisent très souvent;
on voit les règles apparaître quelquefois plus tôt mais
en tout cas plus fortes; on voit revenir les hémorrhoïdes
chez les personnes qui en étaient atteintes, etc., etc.

La diurèse produite par l'eau de Lavey s'explique en premier lieu par l'accélération du cours du sang, d'où pression plus forte à l'intérieur des reins et travail plus considérable du filtre rénal, mais elle s'explique surtout par le
sulfate de soude, le sel dominant de l'eau de la source (les
sulfates ne sont pas décomposés dans l'estomac comme les
sulfures), et par les sulfates formés dans l'économie aux dépens de l'hydrogène sulfuré; le chlorure de lithium lui aussi
doit avoir une action diurétique notable. La diurèse une fois
établie réagit à son tour sur la circulation sanguine et con-
tribue peut-être autant à l'activer que l'augmentation des
fonctions cutanées. L'effet sur les muqueuses vésicale et uré-
thrale a une réelle importance au point de vue pathologique, mais n'a pas grande valeur pour les phénomènes d'ensemble que nous étudions maintenant.

Reste à expliquer l'action de l'eau de Lavey sur l'appareil respiratoire; nous sommes intimément persuadé que
la peau et la muqueuse pulmonaire sont les deux grandes voies d'élimination du soufre introduit dans l'économie;
nous avons déjà parlé de la prompte guérison des bronchites et des catarrhes pulmonaires, et cela sous l'effet de
la boisson bien plus sûrement que par les inhalations. La
muqueuse pulmonaire est donc impressionnée d'une façon
toute particulière; il y a là une vraie spécialisation qui indi-
que l'usage des eaux sulfureuses dans les affections des voies
respiratoires; mais au point de vue de l'action générale et
primitive de l'eau de Lavey sur l'économie, nous pouvons
dire que la muqueuse pulmonaire se trouve, elle aussi, ac-

tivée dans ses sécrétions et que l'oxygénation du sang se fait mieux au travers d'une membrane plus saine et plus vivante. Ainsi les effets de notre eau thermale sur le poumon s'ajoutent à ceux produits sur le tube digestif, sur la peau et sur les reins pour amener un résultat dans le même sens, à savoir une circulation sanguine plus active au moyen d'un liquide nourricier plus vivifiant.

Et pour nous résumer, nous dirons : *que l'eau de Lavey, exagérant la sécrétion des sucs stomacaux et intestinaux, active la digestion ; qu'elle fait fonctionner d'une manière plus normale la peau, les reins et la muqueuse pulmonaire et qu'ainsi la circulation sanguine est plus rapide, les phénomènes vitaux plus intenses et les échanges moléculaires plus complets.*

Telle nous paraît être non pas l'action de toutes les eaux sulfureuses, mais l'action de l'eau de Lavey, c'est-à-dire d'une eau sulfureuse dont les bases sont la soude et la potasse, substances qui pénètrent, on le sait, dans l'intimité de l'économie ; où l'acide sulfhydrique est en quantité suffisante pour agir sur la peau, les reins et le poumon sans être assez abondant pour empêcher la boisson à haute dose ; où les sulfates, la lithine et les chlorures activent les fonctions digestives, la sécrétion rénale et l'assimilation ; et où la température est assez élevée pour que ces effets soient profonds et soutenus.

Ainsi, *comme pour toutes les eaux sulfureuses, il y a excitation générale et spécialisation du côté de la peau et des muqueuses, mais, en plus, une grande digestibilité et une diurèse très marquée. Plusieurs des grandes fonctions sont donc stimulées en même temps, ce qui nous explique comment on obtient de grands résultats avec de petites doses.*

Au point de vue pratique, le médecin qui veut se rendre compte de ce qu'il peut attendre d'une cure de Lavey, n'a pas à se demander si les substances actives de cette source sont les gaz, les sulfates ou d'autres sels, ni lequel de ces principes l'emporte en efficacité sur les autres; il faut qu'il voie dans cette eau un composé, un tout qui précisément sous cette forme complexe peut plus facilement imprégner l'économie et lui être assimilé.

La thérapeutique des eaux thermales sulfureuses est une médication physiologique, dynamique plutôt que chimique; on aurait donc tort d'attendre d'elle une modification des tissus ou une altération des liquides, car c'est à la fonction qu'elle s'adresse et elle peut produire autre chose et plus que la pharmacopée ordinaire. Avec quelle autre médication peut-on obtenir cette exagération des échanges moléculaires qui donne à l'économie comme *un violent coup de fouet*, sous l'impression duquel des manifestations plus ou moins latentes apparaissent et des virus absorbés depuis longtemps peuvent être expulsés? Sous l'influence de quel autre traitement voit-on disparaître ces états cachectiques de certaines diathèses anciennes, qui sont remplacés par une éruption et un retour normal des fonctions de la peau, après quoi le malade retrouve une santé meilleure?

Ce que nous avançons n'a rien d'exagéré; nous avons vu plus d'une fois des enfants ayant eu des maladies éruptives arrêtées dans leur évolution, être repris par une éruption généralisée qui n'était pas la poussée; nous avons vu des crises de furoncles, des retours de migraines passées depuis plusieurs années, des dermatoses franches qui venaient remplacer des douleurs ou des accès d'asthme; des attaques de rhumatisme avec dépôts d'urates très abondants. Nous avons également vu des poussées très fortes se produire chez des personnes qui n'avaient pris l'eau qu'en boisson; de sorte qu'on ne pouvait invoquer l'excitation de la peau par le bain; ou bien encore la poussée survenait non pas pendant la cure , mais huit ou dix jours après, une fois le malade rentré chez lui. N'y a-t-il pas dans ce dernier cas comme une espèce d'incubation ; et dans tous ces effets un mode d'action qui rappelle celui que la nature emploie spontanément et que la médication thermale aurait remis en vigueur ?

D'après tout ce qui précède, n'est-on pas en droit d'espérer beaucoup de cette réaction générale provoquée dans l'économie par nos eaux thermales pour le traitement des maladies chroniques, où il s'agit de donner une impulsion nouvelle aux forces de l'organisme et de triompher d'une direction vicieuse, autrement dit, d'une diathèse ? Il est évident qu'il y a d'autres moyens que le traitement thermal pour agir dans ces affections chroniques; toutefois, nous insistons sur le fait que la médication par les eaux sulfureuses ; qui n'est point la médication appelée altérante, domine la diathèse non pas en modifiant les tissus ou les liquides, comme nous l'avons fait remarquer, mais en s'adressant uniquement aux forces vives. Elle prend son point d'appui sur les parties saines de l'individu et leur donne une énergie suffisante pour que les fonctions normales soient rétablies et la maladie vaincue par le surcroît de la vitalité générale.

Cette médication si semblable aux procédés qu'emploie la nature pour débarrasser notre économie des substances nuisibles qui ont pénétré en elle et qu'on pourrait appeler la *médication expultrice,* n'est-elle pas celle à laquelle il est logique d'avoir recours en premier lieu dans le traitement des maladies chroniques, toutes les fois qu'on a le choix des moyens ? N'est-elle pas préférable aux traitements qui ont pour but de ralentir ou de neutraliser le processus morbide, comme c'est le fait de la plupart des agents énergiques empruntés à la chimie minérale ? Ces substances toxiques, ou en tous cas très étrangères à la composition normale de notre corps, sont toujours débilitantes, car elles diminuent la vitalité des cellules, tandis que la médication par les eaux sulfureuses, alors même qu'elle n'amènerait pas une complète guérison, est tonique et reconstituante.

L'effet si frappant des eaux de Lavey sur les enfants vient à l'appui de l'explication que nous avons donnée sur leur manière d'agir; là, les diathèses ne sont pas encore assez accusées pour qu'il y ait danger à les réveiller par un traitement excitant ou plutôt les ressources vitales et les forces plastiques sont assez prépondérantes pour qu'en s'adressant aux portions saines de l'individu on puisse l'emporter sur l'état morbide. J'ai eu souvent à Lavey des familles goutteuses ou herpétiques, dans lesquelles les parents ne supportaient les eaux que grâce à beaucoup de ménagements, tandis que leurs enfants, qui avaient déjà des manifestations du même vice constitutionnel, non seulement les toléraient très bien à haute dose, mais encore en étaient fort améliorés et cela d'une façon durable.

Les cas où la cure est contre-indiquée confirment, eux aussi, notre théorie sur l'action de la médication sulfureuse. Toutes les fois qu'il existe une altération organique avancée, la crise n'a pas lieu au profit du malade, mais à ses dépens; ainsi, dans les carcinômes, nous voyons le mal prendre un nouvel essor sous l'influence du traitement sulfureux; ce qui s'explique par le fait que dans ces désordres, où une grande vitalité cellulaire est en jeu, l'impulsion communiquée par la cure aux tissus malades, l'emporte sur la faible réaction qui se produit du côté d'une économie déjà épuisée. Il en est de même pour certaines manifestations cutanées, où l'afflux sanguin est considérable et invétéré par une longue habitude; pour des inflammations articulaires et pour quelques adénites subaiguës; dans ces cas, à moins de précautions spéciales, l'excitation communiquée par l'eau sulfureuse se porte surtout sur les parties où l'inflammation avait depuis longtemps pris droit de domicile et, au lieu que l'état morbide soit dominé par l'activité accrue des parties encore saines, c'est le contraire qui a lieu.

Les détails dans lesquels nous sommes entré sur le mode d'action des eaux sulfureuses font assez voir le but vers lequel nous tendons, dans les cures que nous prescrivons. Ils font comprendre pourquoi nous préférons souvent des bains courts et à température élevée, aux bains tièdes ordinaires; pourquoi nous avons recours aux douches énergiques, aux sudations, à l'ancienne méthode des bains dont on augmente et diminue graduellement la durée; pourquoi nous donnons la boisson à des doses en général plus fortes que dans la plupart des stations balnéaires et pourquoi nous la recommandons surtout après la douche ou pendant le maillot. C'est que nous cherchons, du moins dans la plupart des cas, l'augmentation des échanges moléculaires, le coup de fouet, la réaction, le retour des éruptions et cela non point pour la satisfaction d'une idée théorique, mais parce que nous avons remarqué que c'est quand ces phénomènes physiologiques et dynamiques ont lieu que nous avons le maximum d'effets salutaires et durables.

Mode d'action des eaux mères.

———

L'effet des eaux mères sur notre organisme est bien plus simple que celui des eaux sulfureuses; il est aussi mieux connu, car cette question a été étudiée très sérieusement en Allemagne, où les stations salines sont très nombreuses et où, dans beaucoup d'entre elles, on concentre le bain salé par addition d'eau mère.

On avait de tout temps remarqué que les bains salés donnent à la peau plus de vitalité, plus de coloris, qu'ils relèvent les forces, augmentent l'appétit, etc.; il semblait naturel d'attribuer tous ces effets heureux à l'absorption par la peau des chlorures et surtout du chlorure de sodium, qui est, on le sait, parmi les aliments d'origine minérale celui dont notre organisme supporte le moins la privation. Mais des expériences directes faites au commencement de ce siècle, et surtout pendant ces vingt dernières années, par une série d'observateurs : Cruikshank, Séguin, Currie, Falk, Beneke, Lehmann, Sigmund, Gübler, Willemin, Grandeau, etc., ne permettent plus d'admettre la pénétration à travers la peau des sels dissous dans l'eau du bain. Pour qu'il pût y avoir une absorption (absorption qui serait encore bien faible), il faudrait des bains très prolongés où l'épiderme subirait une sorte de macération, ce qui rendrait possible l'endosmose, c'est-à-dire l'échange entre les sels de l'eau et ceux du sang. (Dr *H. Helfft, Handbuch der Balneotherapie,* 8e édition, Berlin 1874, page 47.)

Mais dans les bains salés ordinaires, où cette macération ne peut avoir lieu à cause de leur courte durée, la pénétration des sels est absolument nulle; car pour que des substances médicamenteuses puissent traverser la peau, il faut des conditions tout opposées à celles du bain : une friction prolongée, une peau sèche, un épiderme fendillé. Dans l'eau, au contraire, les lamelles épithéliales se gonflent, les espaces entre elles sont comblés et cette surface protectrice devient un enduit imperméable. C'est précisément ce gonflement des lamelles épithéliales qui explique l'augmentation du poids du corps à la sortie d'un bain salin aussi bien que d'un bain ordinaire (pris à une température moins élevée que la chaleur animale). Il a donc fallu chercher une autre explication aux effets reconstituants du bain salé; on l'a demandée à l'excitation des vaisseaux et des nerfs de la peau s'exerçant simplement par contact sur une grande surface. Sous l'influence de cette excitation vaso-motrice, il y a exagération de l'activité circulatoire générale, par conséquent pression plus considérable sur le filtre rénal et sécrétion urinaire plus abondante; mais ce qui est surtout important, c'est que l'on constate dans l'urine une proportion plus grande d'urée et que cette quantité dépasse de beaucoup celle qu'on trouve après un bain ordinaire ou même un bain alcalin. L'urée étant le résultat de l'oxydation complète des matières albuminoïdes, il faut admettre que le bain salin produit une nutrition et une assimilation plus parfaites.

On a trouvé récemment que l'oxygène consommé et l'acide carbonique expiré sont plus du double dans le bain salé que dans le bain ordinaire et que plus le bain est con-

centré par addition d'eau mère, plus cet effet est marqué ;
nouvelle preuve de l'exagération des échanges vitaux qui
s'explique, comme l'augmentation de l'urée, par l'excitation
de l'appareil vaso-moteur.

Pour nous résumer, nous dirons avec J. Braun, un des
auteurs qui ont le mieux étudié l'action des bains salins :
« *Kräftige Anregung und Ernährung der Haut und Steigerung*
» *des Stoffwechsels ist der dynamische Charakter der Sool-*
» *bäder*[1]. » (Le caractère dynamique des bains salins est l'excitation énergique et la nutrition de la peau, avec l'accroissement des échanges moléculaires.)

Le bain salin est donc un moyen puissant de relever un
organisme affaibli en rendant l'assimilation plus parfaite
sans fatiguer un estomac trop souvent saturé par des médicaments qui n'ont plus de prise sur lui.

Si pour les bains salins on a pu dire que leur composition
chimique était secondaire et que la concentration du liquide
était seule importante, il n'en est pas de même pour la boisson. Ici, il n'y a plus simple contact, il y a pénétration ; il
n'est plus indifférent que les chlorures soient de telle ou
telle base et la présence ou l'absence de l'iode et du brome
doivent entrer fortement en compte.

Dans les recherches sur l'action de la boisson saline, on
s'est surtout occupé des effets du chlorure de sodium. On a
observé que ce sel, qui ne fait jamais défaut dans les fluides
et les tissus des animaux et qui s'y trouve dans des proportions toujours identiques, a une grande influence sur la
digestion. C'est au moyen du chlorure de sodium que se
forme l'acide chlorhydrique du suc gastrique et l'on sait que
quand ce suc stomacal renferme beaucoup de chlorure

<hr>

[1] *Systematisches Lehrbuch der Balneotherapie,* Julius Braun. 2e édition,
Berlin 1869, p. 221.

sodique les aliments albuminoïdes s'y dissolvent mieux ; de même quand la salive et le suc pancréatique en sont saturés la transformation des matières féculentes en sucre s'opère plus facilement.

En outre, dans les phénomènes nutritifs, proprement dits, ce sel a une importance prépondérante ; sa présence reste intimément liée à celle des matières albuminoïdes dont il permet la solution dans les plasmas ; ainsi c'est grâce à lui que la fibrine et l'albumine sont dissoutes dans le sang et les liquides séreux. On sait d'autre part qu'il empêche la dissolution des globules sanguins et qu'il favorise la formation et la conservation de toutes les cellules ; qu'il se trouve en abondance dans les fluides normaux et pathologiques, où une grande vitalité cellulaire est en jeu (pus, mucus, synovie, tissu embryonnaire, suc cancéreux, etc.).

Le chlorure sodique vient donc fortement en aide à l'assimilation ; mais la désassimilation est peut-être tout autant sous sa dépendance. On a constaté qu'il est inséparable de l'urée ou, plus exactement, que la quantité d'urée qui se trouve dans les urines varie en proportion directe de la richesse du sang en chlorure sodique. Il faut toujours, chose intéressante à remarquer, plusieurs heures, souvent des demi-journées, pour que le sel avalé se trouve dans les urines, ce qui prouve bien qu'il séjourne dans les tissus et qu'il y remplit une fonction. D'après les expériences des docteurs Klein et Versow (*Schmidt's Jahrb.* 1868, n° 6), il s'emmagasinerait même dans certains d'entre eux pour rentrer dans le sang quand celui-ci en a besoin.

Les autres sels qui se rencontrent dans les eaux mères ont été moins étudiés ; toutefois on reconnaît que le chlorure de potassium, très analogue à celui de sodium, par ses effets généraux, active encore plus que lui les métamorphoses régressives, surtout l'élimination du fer.

Il a été constaté que le chlorure de calcium n'agit qu'après décomposition dans l'estomac et dans l'intestin. Quant au chlorure de magnésium on admet en général qu'il a une action plus excitante sur la muqueuse digestive et qu'il est plus purgatif. Ce sel est en somme peu connu et rarement employé; car dans la plupart des salines, les résidus de la fabrication du sel en contiennent une très petite quantité, tandis que dans les eaux mères des gisements salins de la Suisse occidentale il est extrêmement abondant (142,80 grammes pour un litre), et constitue en quelque sorte leur caractéristique.

Un de nos éminents prédécesseurs aux bains de Lavey, le docteur Lebert, a fait à ce sujet une étude suivie et de nombreuses expériences dans les années 1840 et 1841.

Voici les conclusions auxquelles il était arrivé [1] :

« 1° Le chlorure de magnésium est un sel très soluble et » déliquescent, bien supporté en général, pas désagréable à » prendre, s'il est suffisamment dilué.

» 2° La dose moyenne pour obtenir un effet purgatif est » une once pour un adulte, une demi-once pour un enfant » de 10 à 14 ans.

» 3° L'effet de ce sel sur l'estomac n'est point désagréa-» ble, et s'il produit quelquefois des malaises, il incommode » cependant moins que la plupart des autres purgatifs.

» 4° Il influe favorablement sur l'appétit et la digestion, » et son action purgative est suivie d'une action stoma-» chique.

» 5° Ce sel exerce une action stimulante, aussi bien sur

[1] Compte-rendu des eaux de Lavey pendant la saison 1841, p. 41.

» la sécrétion du foie que sur celle des intestins ; les évacua-
» tions qu'il produit sont non seulement copieuses et liqui-
» des, mais aussi en général d'une couleur foncée due pro-
» bablement à l'afflux copieux de la bile.

» 6° En moyenne une demie à une once provoque 3 à 5 éva-
» cuations alvines dans les 24 heures, effet qui se soutient
» lors même que son emploi est continué pendant 5 à 6
» jours, et qui, souvent, est encore plus considérable.

» 7° L'effet purgatif commence ordinairement 1 à 3 heu-
» res après que le sel a été pris.

» 8° Les évacuations sont quelquefois assez rapprochées
» les unes des autres, mais la distance moyenne, qui s'est
» le plus souvent rencontrée, est de 3 à 4 heures, plus sou-
» vent moindre que plus longue.

» 9° Il occasionne fort peu de malaise dans les intestins,
» seulement quelquefois des borborygmes et des tranchées
» fort passagères.

» 10° C'est un purgatif d'une action douce et d'un effet
» assez sûr, et qui doit surtout être employé comme purgatif
» fondant et résolutif. »

Nous n'insisterons pas sur les effets du brome et de l'iode, contenus en proportions qui ne permettent pas de contester leur action, dans les eaux mères dont nous faisons usage. La manière dont ces deux métalloïdes impressionnent l'économie a été étudiée dans tous les ouvrages de thérapeutique et de matière médicale. Nous dirons seulement que nous avons observé bien des fois à Lavey la disparition d'engorgements ganglionnaires ou autres, chez des malades qui avaient pris l'eau mère à dose non purgative et chez qui, par conséquent, les bons résultats obtenus ne pouvaient être mis sur le compte de la dérivation.

D'après ce que nous avons dit de l'action des eaux sulfureuses, on comprendra combien l'association des eaux mères à l'eau thermale de Lavey est heureuse et quelle part nous pouvons en tirer dans les cas où l'on désire obtenir des effets excitants très prononcés. Au réveil de la vitalité, à l'action expultrice du bain sulfureux s'ajoutent ainsi, à volonté, l'irritation de la peau, la production exagérée de l'urée et une plus grande consommation d'oxygène.

Ce mélange, gradué selon les besoins, nous offre de puissantes ressources pour augmenter les échanges moléculaires et élever le taux nutritif dans toute cette grande classe d'états morbides où les élaborations organiques sont amoindries, les combustions insuffisantes et que le professeur Bouchard a appelées : maladies par nutrition retardante ou bradytrophiques (rachitisme, scrofule, ostéomalacie, obésité, lithiase biliaire, rhumatisme, goutte, diabète).

L'addition des eaux mères à l'eau de Lavey pour l'usage interne nous est également utile dans les cas où il est bon de surexciter les organes digestifs, d'activer la maturation des cellules en voie de destruction et d'aider l'organisme à en refaire de nouvelles. A petite dose nous avons ainsi une médication altérante assez énergique; à forte dose, au contraire, nous obtenons des effets purgatifs à peu près certains.

Chose importante à noter, bien des estomacs débiles, qui ne peuvent supporter l'eau mère étendue d'eau ordinaire, la tolèrent fort bien lorsqu'elle est mélangée à notre eau thermale. Ce mélange est avalé sans répugnance, même par les enfants, et ne procure aucune impression désagréable; nous citons à l'appui de ce que nous avons déjà dit à ce sujet, les lignes suivantes du docteur Lebert, qui ont une valeur historique, car c'est la relation du premier essai de l'emploi de l'eau mère pour l'usage interne :

« Au commencement d'avril 1840, j'ai pris la première

» fois une cuillerée à café d'eau mère dans un verre
» d'eau ; le goût salé et douceâtre avait bien diminué
» par cette dilution. L'ayant prise le matin, elle ne me
» fit aucune sensation désagréable dans l'estomac, seu-
» lement un léger mal de cœur. Etant sorti pour me livrer
» à mes occupations habituelles, je n'y pensais plus, si je
» n'y avais été rappelé par un léger effet purgatif. Le len-
» demain, j'en pris deux cuillerées à café dans un verre
» d'eau, qui me donnèrent un mal de cœur un peu plus
» fort que le jour précédent ; du reste aucune autre sensa-
» tion désagréable, mais trois évacuations liquides dans les
» 24 heures. Les jours suivants je prenais trois et quatre
» cuillerées à café, et j'ai toujours trouvé l'effet en propor-
» tion du nombre de cuillerées que j'avais prises ; le mal de
» cœur assez léger pour me permettre de vaquer à mes
» affaires, ne dura jamais au delà d'une heure, et plus
» tard, lorsque je prenais les eaux mères dans l'eau de
» Lavey, je n'en ai presque plus ressenti.

» Ayant reconnu par ces premières expériences qu'il n'y
» avait point de danger dans leur emploi, dès le commen-
» cement de la saison je les ai mises en usage à l'inté-
» rieur, combinées avec celle de Lavey, qui me paraissaient
» très propres à ce mélange, parce que ces eaux sont,
» comme l'expérience l'a prouvé, très bonnes pour l'es-
» tomac, et sont quelquefois apéritives, même parfois pur-
» gatives.

» J'ai donc fait prendre les eaux mères à un grand nom-
» bre de personnes ; dans mes observations j'ai trouvé des
» détails sur leur effet en 130 cas, dont je vais communi-
» quer le résultat.

» A la dose d'une à deux cuillerées à café, ces eaux ne
» produisaient ordinairement aucune sensation désagréable :
» elles étaient bien supportées, n'occasionnaient que rare-

» ment des maux de cœur très passagers ; elles augmen-
» taient quelquefois l'appétit, elles n'avaient pour effet ni
» brûlement à l'estomac, ni soif, ni tranchées, etc., et
» tenaient ordinairement le ventre libre, même chez les
» personnes habituellement sujettes à la constipation[1]. »

[1] Compte-rendu des eaux de Lavey pour la saison 1840, page 11.

Mode d'action de l'hydrothérapie.

———

Il est certain que l'hydrothérapie, c'est-à-dire le traitement par l'eau ordinaire non minéralisée agissant par ses propriétés physiques le froid, le chaud et la force de projection qu'on lui imprime, est un moyen puissant de provoquer des réactions vitales partielles ou générales. Il est incontestable que l'hydrothérapie employée sans aucun auxiliaire peut reconstituer un organisme affaibli et triompher mieux que toute autre médication de certaines cachexies invétérées, la cachexie paludéenne par exemple. Il est également prouvé qu'habilement maniée, elle peut être un résolutif énergique pour diminuer des épanchements, dissiper des engorgements et guérir même des tumeurs blanches.

Qui pourrait nier l'action régularisatrice de l'eau froide sur le système nerveux dans les névroses et ses effets toniques dans l'anémie, la chlorose et les états hystériques ?

L'hydrothérapie est donc un agent précieux dans plusieurs affections chroniques et il n'est pas étonnant qu'elle ait sa place marquée dans la plupart des établissements thermaux au courant de la science moderne. A Lavey, il était bien indiqué de joindre l'impulsion énergique, communiquée par l'eau froide aux centres nerveux, à l'action altérante de la médication saline bromo-iodurée, et surtout à l'action excitante et expultrice du soufre.

Comment s'expliquent les effets de l'eau froide que nous venons de signaler?

Nous ne saurions mieux faire, pour répondre à cette question, que de citer les conclusions d'un rapport communiqué par le docteur Gigot-Suard à la Société médicale d'hydrologie de Paris, en 1870 :

« Quel que soit le mode d'application de l'eau froide à la
» surface du corps, elle n'agit que par les modifications
» imprimées à la circulation capillaire de la peau. Ces modi-
» fications sont dues à la réfrigération.

» L'effet immédiat de l'application froide est la contrac-
» tion des capillaires sanguins, par conséquent, la diminu-
» tion du sang et le ralentissement de la circulation dans
» ces vaisseaux.

» Lorsque les capillaires sanguins restent contractés et
» que la circulation est ralentie pendant un certain temps,
» l'effet est *sédatif*, et il en résulte un abaissement de la
» température dans les parties en contact avec l'eau froide.

» L'effet est *excitant* lorsque la dilatation des capillaires
» sanguins et l'afflux du sang dans ces vaisseaux, en quan-
» tité plus considérable qu'avant l'application du froid, suc-
» cèdent à leur contraction et au ralentissement de la cir-
» culation. Ce phénomène, qui constitue la réaction, pro-
» duit une augmentation de la température locale, quand
» l'application de l'eau est partielle, et générale quand elle
» a lieu sur toute l'enveloppe cutanée.

» L'hydrothérapie n'agit sur les fonctions végétatives de
» l'économie qu'en globulisant le sang à la manière du fer ;
» mais il s'en faut que ce résultat soit constant, et on ne
» l'obtient souvent qu'avec une extrême lenteur et par des
» procédés énergiques. Elle n'a d'influence appréciable ni

» sur les sécrétions, ni sur les excrétions. Elle ne peut
» modifier les altérations du plasma sanguin et du plasma
» lymphatique, en un mot, les dyscrasies, les diathèses [1]. »

Comme on le voit, M. Gigot-Suard explique tous les effets
de l'eau froide par l'influence exercée sur les capillaires
sanguins; sa manière de comprendre les choses est à peu
près celle de Fleury, le créateur de l'hydrothérapie scientifique. C'est en somme l'opinion généralement adoptée; elle
serait tout à fait exacte si cette action sur les capillaires
était subordonnée à celle exercée sur les nerfs vaso-moteurs
et s'il y était accordé quelqu'importance à la perturbation
du système nerveux qui a une valeur thérapeutique aussi
grande que les effets sédatifs et excitants dus à la contraction et à la dilatation des capillaires. Notre confrère et ami,
le docteur Bloch a, dans ces derniers temps, insisté sur la
grande importance de cette action perturbatrice exercée sur
les centres nerveux et a également démontré que l'action
sédative est secondaire et indirecte [2].

Parmi les procédés que nous fournit l'hydrothérapie, celui
dont nous faisons le plus souvent usage est la douche alter-
nativement chaude et froide, tantôt tombant en pluie, tantôt
donnée avec un jet mobile et dans ce cas accompagnée du
massage. Cette dernière douche dure en général un quart
d'heure; elle est destinée à provoquer un appel énergique à
la peau; elle est surtout utile au début des cures, et les malades qui l'ont prise le matin à jeun vont immédiatement
après boire à la source un grand nombre de verres d'eau
sans difficulté et même avec plaisir.

La douche chaude et froide facilite la sudation et par con-

---

[1] *Annales de la Société d'hydrologie médicale de Paris.* T. XVI, p. 392.
[2] *L'eau froide, ses propriétés et son emploi principalement dans l'état nerveux,* par le Dr A. Bloch, Paris 1880.

séquent vient en aide aux effets expulsifs que nous cherchons à obtenir par la médication sulfureuse. Pour avoir une sudation plus forte encore, nous avons parfois recours au maillot, au bain de vapeur ou à l'hydrofère, non pas que nous pensions, comme le disait Priessnitz, que par le moyen d'une forte transpiration la matière morbifique soit éliminée par les glandes sudoripares, mais parce que nous croyons que l'activité plus grande de ces glandes amène une activité circulatoire plus grande aussi à la périphérie et imprime un mouvement général plus rapide à tout le fluide sanguin. Les déperditions occasionnées par la sueur appellent une réparation; l'assimilation et la désassimilation sont ainsi activées et des exsudats plastiques, des engorgements viscéraux ou glandulaires se résorbent plus facilement.

On ne saurait croire, sans l'avoir expérimenté, combien sous l'influence de la spoliation des liquides, qui se fait pendant cette transpiration, l'estomac absorbe facilement des quantités considérables d'eau thermale. Ce mode d'administrer la boisson pendant la sudation pourrait être institué en méthode, sous le nom d'*hydrosudopathie médicamenteuse*[1], et appliqué au traitement de plusieurs maladies chroniques où il est indiqué de modifier la dyscrasie sanguine en même temps que de réveiller les fonctions cutanées; dans certains cas de rhumatisme, dans la goutte, etc. Ainsi nous avons guéri rapidement des sciatiques très rebelles, en faisant prendre pendant le bain de vapeur ou le maillot une solution de bicarbonate et de salicylate de soude dans l'eau thermale. Nous avons également obtenu la résorption assez rapide d'engorgements ganglionnaires; mais c'est surtout dans les tumeurs blanches que l'hydrosudopathie médica-

---

[1] Ce terme a déjà été employé par le docteur Lebert, *Traité pratique des maladies scrofuleuses et tuberculeuses*. Paris, 1849.

menteuse nous a rendu les plus grands services, alors que l'articulation devait être à tout prix immobilisée et que, par conséquent, les bains et les douches devaient être suspendus; nous reviendrons sur ce point à propos des tumeurs blanches.

L'association de l'hydrothérapie à l'eau thermale est certainement un des meilleurs moyens d'activer les effets d'une cure; si dans beaucoup de cas l'on peut dire que l'hydrothérapie est supérieure aux eaux minérales, dans beaucoup d'autres on est en droit de soutenir la thèse inverse; à notre avis, c'est l'emploi simultané de ces deux puissants moyens qui, le plus souvent, amène les plus beaux résultats.

La douche chaude et froide a encore de grands avantages dans la scrofule; elle assouplit les tissus plus ou moins infiltrés par suite d'une circulation lymphatique défectueuse et elle régularise les fonctions de calorification de la peau. On peut alors diriger un jet tiède sur des glandes engorgées dans telle ou telle région et un jet très chaud sur les extrémités inférieures; ce qui nous a toujours semblé préférable, comme résultat, à la douche uniquement locale.

L'eau froide est un bon auxiliaire à la fin des cures thermales, surtout pour les rhumatisants; nous la prescrivons alors presque systématiquement sous forme d'affusions ou de douches en pluie pour aguerrir la peau devenue sensible aux refroidissements par l'emploi prolongé de l'eau chaude.

Inutile d'insister ici sur les avantages de l'hydrothérapie pour rendre de la souplesse et de la vigueur à des membres affaiblis ou atrophiés par des rhumatismes d'ancienne date, ou pour activer la résorption d'un épanchement de synovie; nous nous sommes très bien trouvé pour des cas semblables d'une douche tiède d'eau sulfureuse mélangée à de l'eau mère et tombant sur l'articulation malade, d'une hauteur moyenne.

Le passage brusque et répété de l'eau minérale très chaude (46° c.) à l'eau très froide du Rhône (8° c.) a souvent amené une prompte cessation des douleurs, dans des rhumatismes névralgiques violents.

Nous avons remarqué que dans les cures thermales prolongées, lorsqu'il survient une certaine fatigue, l'action salutaire des eaux ne se fait plus sentir; nous avons recours alors à l'hydrothérapie dans un but qu'on pourrait appeler hygiénique ou tonique; c'est-à-dire afin de pouvoir continuer un traitement qui, employé seul, serait trop fatigant.

L'eau froide, qui ne convient pas en général aux scrofuleux, leur rend de réels services, administrée simultanément avec l'eau thermale, une fois la cure minérale bien en train.

L'eau du Rhône s'adapte fort bien aux usages balnéaires, elle est très aérée par suite de son cours impétueux et en outre ne renferme presque pas de chaux, car elle n'a traversé qu'une petite étendue de terrains calcaires et certains de ses grands affluents, comme la Drance, n'ont lavé que des roches de granit et de protogyne en décomposition. Les paysans du Valais en font grand cas, car ils boivent de préférence l'eau du Rhône pour éviter le goître quand ils sont malades ou encore quand ils veulent se rafraîchir sans danger pendant les chaleurs de l'été.

Le bain du Rhône à eau courante (dit bain de vagues) réussit souvent mieux que la douche pour produire une forte réaction chez les personnes anémiques, à condition qu'elles n'y fassent que deux ou trois plongeons, quelquefois même un seul. Cela tient à la température très basse de l'eau, mais surtout à son mouvement, qui produit la soustraction du calorique plus rapidement que si elle était calme. Il en est comme des bains de l'Arve à Genève où l'on a souvent remarqué que les malades font la réaction plus vite que dans les piscines d'autres établissements. C'était du reste encouragés par les beaux résultats thérapeutiques obtenus au moyen des bains d'Arve, que les docteurs Herpin de Genève et Mathias Mayor d'illustre mémoire avaient donné au docteur Lebert l'idée de créer une piscine à eau courante aux bains de Lavey.

Indications, contre-indications.

1o INDICATIONS

Scrofule.

Pendant les dix années où l'on n'employait à Lavey que l'eau thermale, les malades atteints de scrofule y constituaient déjà une forte proportion de la clientèle. Depuis qu'on y fait usage des eaux mères, ils entrent pour une bonne moitié dans notre statistique annuelle. Et cela se comprend, car il y a un grand avantage à disposer à la fois d'une eau sulfatée-sulfureuse et des eaux mères pour traiter la scrofule à toutes ses périodes. En effet, comme nous l'avons déjà dit, le soufre est éliminé par la peau et les muqueuses; il agit dans les manifestations nombreuses qui se produisent sur ces deux surfaces; d'autre part les eaux mères sont un médicament merveilleusement adapté à la nutrition retardante des scrofuleux, puisqu'elles combattent ce défaut de vitalité aussi bien par le traitement interne que par le traitement externe. Employées à l'intérieur (dans un véhicule approprié) elles modifient les élaborations organiques grâce à une composition chimique dont personne ne nie l'efficacité; employées à l'extérieur elles modifient également cette même nutrition retardante en obligeant l'économie à consommer plus d'oxygène et à produire plus d'urée. Et, soit dit en passant, c'est cette curieuse influence du bain sur les fonctions d'assimilation qui fait que toutes les eaux salines agissent sûrement, quoiqu'à des degrés différents, dans les affections scrofuleuses; aussi l'adaptation des eaux chlorurées à la scrofule est-elle peut-être le seul point sur lequel il y ait accord unanime de tous les auteurs de balnéothérapie.

Voici ce qu'écrit le docteur Bazin à ce sujet : « Le type » du médicament hydro-minéral anti-scrofuleux, est l'eau » contenant à la fois du brome, de l'iode et une dose théra- » peutique de chlorure de sodium. Les eaux mères répon- » dent à ces trois conditions et sont celles qui ont le plus » d'action contre les affections scrofuleuses. Le brome et » l'iode se trouvent dans ces eaux en quantité relativement » forte, et vous savez quelle action énergique ils ont sur » toutes les manifestations de la scrofule. De plus, le » chlorure de sodium qui les accompagne jouit de proprié- » tés reconstituantes et analeptiques incontestables[1]. »

L'expérience démontre en effet que les eaux chlorurées sont le médicament de la scrofule à sa période d'état (scrofule de la seconde enfance et de l'adolescence). Mais on est également d'accord sur cet autre point, que les eaux sulfureuses sont mieux adaptées aux affections scrofuleuses des muqueuses et du tégument externe, qu'en outre c'est à elles qu'incombe le traitement des scrofules tardives. « L'é- » poque habituelle des manifestations actives de la scro- » fule est dépassée, » écrit M. le docteur Durand-Fardel, » ce sont des catarrhes respiratoires, génitaux, oculaires, » des dermatoses eczémateuses, impétigineuses, tubercu- » leuses, des empâtements qui s'indurent, des fistules qui

---

[1] *Leçons sur le traitement des maladies chroniques en général et des affections de la peau en particulier,* par l'emploi comparé des eaux minérales, etc., par le docteur E. Bazin, 1870, p. 241.

» ne se ferment pas, souvent entretenues, comme après les
» plaies de guerre, par des esquilles tardives; en outre tous
» les actes morbides de l'économie reproduisent l'empreinte
» de la diathèse qui a régné jusqu'alors; enfin des tuber-
» culisations viscérales menacent directement l'existence.

» C'est alors qu'apparaît l'indication formelle des eaux
» sulfurées et des sulfurées les plus actives, les sulfurées
» sodiques à haute thermalité [1] ».

Ce que nous avons vu à Lavey nous a pleinement con-
firmé dans ces idées; les manifestations superficielles de la
scrofule, soit de la peau, telles : qu'*eczéma, eczéma impétigi-
neux, prurigo, lichen scrofuleux;* soit des muqueuses, telles
que : *conjonctivite, vulvite, otorrhée purulente*, ont toujours
été plus avantageusement modifiées par notre eau sulfureuse
que par les eaux mères.

Nous avons observé, en outre, que dans toutes les maladies cutanées un peu étendues, dans les plaies scrofuleuses
avec décollement considérable, non seulement la cicatrisation était plus lente quand le bain était additionné d'eau
mère, mais encore le malade éprouvait à la peau une cuisson très pénible.

Nous avons été ainsi amené à poser en principe que,
dans tous les cas de ce genre, il vaut mieux, pour éviter
des souffrances inutiles et afin d'avoir une cicatrisation plus
rapide, ne prescrire pour les bains que l'eau thermale et
réserver l'eau mère pour la boisson seulement. De cette
manière la constitution est modifiée petit à petit sans que
les manifestations locales soient exaspérées comme elles
l'eussent été dans le bain salé et nous ordonnons celui-ci
une fois la cicatrisation terminée. Il n'y a point là parti pris

---

[1] *Les eaux minérales et les maladies chroniques*, leçons professées à
l'Ecole pratique, par M. le docteur Durand-Fardel. Paris, 1874, p. 136.

de notre part à préconiser notre eau thermale plutôt que l'eau mère ; disposant également de ces deux agents, nous pouvons employer aussi bien l'un que l'autre ; mais les états dans lesquels l'eau mère est difficile à supporter localement, ou ne peut être administrée que grâce à des correctifs et à de nombreux arrêts dans la cure, sont si fréquents, qu'avec l'eau mère comme seule ressource nous aurions pu nous trouver parfois dans un grand embarras. Substituer à l'eau mère, dans les cas délicats, l'eau salée ou eau graduée *(Soole* des Allemands ; eau qui s'est chargée de sel en passant sur les gisements salins) ne tranche point la difficulté ; nous l'avons essayée comparativement à l'eau mère et nous avons trouvé qu'elle était tout aussi irritante pour les surfaces dénudées.

Quant aux enfants très jeunes, de nombreuses expériences nous ont démontré que leur tolérance à l'endroit de l'eau mère est plus grande que celle des adultes. Cependant il y a en général profit à ne les soumettre qu'à la cure sulfureuse, c'est-à-dire à une forte cure expulsive, chose possible, grâce aux forces vives qui chez les enfants en bas âge offrent une si forte prise. Ils sont ainsi plus vite, plus complètement guéris et surtout moins exposés au retour du mal. Nous trouvons tout à fait suffisant de leur faire prendre à la fin du traitement quelques bains salés dans un but tonique. Nous ne posons pas ceci comme une règle et il est certain qu'il peut se présenter tel cas où la diathèse étant fort accentuée malgré le jeune âge, et les forces déprimées, il y aurait avantage à avoir recours à l'eau mère et à traiter l'enfant comme un adulte.

Du reste, plus nous voyons de maladies scrofuleuses, plus nous constatons qu'on ne peut pas les soigner d'une manière uniforme ; il faut des traitements très variés suivant l'époque de l'évolution de la maladie, suivant l'intensité du mal, suivant les forces de réaction qu'offrent les individus et suivant leur âge.

A notre arrivée aux bains de Lavey, il y a huit ans, nous avons cherché à nous diriger dans notre médication de la scrofule d'après la classification connue du docteur Bazin en quatre périodes qui correspondent à la fois à l'ancienneté du mal et à son degré de profondeur dans l'économie. Nous avons aussi cherché à tirer profit des idées émises par cet éminent nosographe dans son grand traité de la scrofule où il professe que comme le mercure est inutile dans la syphilis primitive et dangereux dans les accidents tertiaires, de même l'iode et les eaux chlorurées, qui sont le médicament de la scrofule à sa période d'état, ne conviennent ni à sa première période hypérémique, ni dans la scrofule tardive.

Ces considérations, satisfaisantes au point de vue théorique, ne nous ont cependant pas fourni de données pratiques pour l'adaptation des traitements aux différents cas. Le plus ou moins d'excitabilité des individus et leur force de résistance nous ont bien mieux guidé dans la route à suivre et nous écrivions en 1876, dans une notice publiée sur les bains de Lavey, qu'au point de vue de la thérapeutique balnéaire nous divisions les scrofuleux en deux catégories principales : « A la première, c'est-à-dire aux scrofuleux, qui se distinguent par un embonpoint exagéré, de nombreux ganglions engorgés, une peau épaisse, blafarde, une circulation paresseuse, les extrémités froides et bleuâtres ; bref, qui présentent au plus haut point ce que les gens du monde appellent le type scrofuleux, à ceux-là, il me semble qu'il y a lieu d'instituer un traitement énergiquement résolutif et déplétif qui active la circulation du sang et des humeurs, stimule les sécrétions, provoque la résorption des engorgements. J'ordonne des bains chauds de température supérieure à celle du corps, souvent répétés et prolongés; des douches générales et locales énergiques; de fortes doses d'eau thermale et saline jusqu'à effet purgatif; je recommande beaucoup d'exercice et de grand air.

A la seconde catégorie, comprenant les individus scrofuleux, amaigris, plus ou moins cachectiques, qui ont souffert ou souffrent encore de suppurations chroniques, osseuses, ou articulaires; ou bien qui ont quelque affection tuberculeuse viscérale en voie de formation et chez qui l'indication est avant tout de tonifier, de relever l'ensemble de la constitution en modifiant lentement la diathèse, j'ordonne des bains salins plus courts que dans les cas précédents, moins fréquents, à une température inférieure à celle du corps, entre 32° et 36°, de façon à ce qu'ils stimulent la nutrition sans produire de réaction, c'est-à-dire sans exiger une nouvelle dépense de forces de la part du malade. Les douches sont d'abord laissées de côté, puis données froides et très courtes. L'eau mère, à l'intérieur, est administrée à petites doses, comme apéritif et non comme purgatif. Souvent je fais prendre l'eau ferrugineuse de Saint-Moritz aux repas, ce qui s'associe parfaitement à la boisson thermale. Je conseille de courtes promenades; pas de fatigue, beaucoup de sommeil [1]. »

Depuis que ces lignes ont été écrites, frappé de la manière dont les malades atteints de scrofule étaient guéris, tantôt moins, tantôt plus rapidement, d'après le traitement institué et surtout d'après la période du mal à laquelle ils étaient arrivés, il nous a semblé qu'il est une circonstance à laquelle on doit donner peut-être plus d'importance encore qu'à la force de réaction des individus; nous voulons parler de l'*état plus ou moins obstrué de la circulation lymphatique.*

---

[1] *Notice sur les bains de Lavey,* par le Dr A. F. Suchard, Paris, 1876.

Nous avons observé que lorsqu'un malade a dans une région quelconque de nombreux ganglions lymphatiques engorgés, si on le soumet de suite à un traitement et à un régime tonique, ou si on lui donne des bains fortement minéralisés, l'amélioration ne survient que lentement; parfois même il y a aggravation. En tout cas on ne voit point cette marche rapide vers la guérison, cette augmentation de poids, ce retour du coloris normal de la peau et de sa calorification qu'on constate souvent chez des malades dont les forces sont plus déprimées par d'abondantes suppurations mais chez qui il n'y a pas d'engorgements ganglionnaires. Il y a plus : nous avons vu ces mêmes malades auxquels les eaux n'avaient procuré aucun soulagement revenir dans le courant de la saison ou l'année suivante, après la fonte purulente de leurs ganglions et faire alors de rapides progrès ; nous avons obtenu de semblables résultats dans les cas où la boisson de notre eau à dose purgative avait ramolli les ganglions et fait diminuer cet empâtement général qui caractérise certaines formes ou certaines phases de la scrofule.

Ainsi donc les choses se passent comme si les engorgements ganglionnaires produisaient une gêne dans la circulation de la lymphe ou comme si, par suite de la tuméfaction de la région, il ne pouvait plus y avoir arrivée des liquides nutritifs et départ des matériaux qui ont servi à cette nutrition. En tout cas on peut dire que l'action de la cure est paralysée par ces circonstances dont il faut tenir compte. Il y a par conséquent avant tout indication à écarter l'obstacle, à faciliter la résorption des exsudats et, à notre avis, il ne faut entreprendre de traitement énergique qu'une fois les ganglions ramollis et le cours de la lymphe rétabli.

Amené par cet ordre d'idées à vérifier si la cause de l'impuissance de notre médication thermale dans certains cas tenait réellement à une obstruction de la circulation, nous avons essayé de remplacer au début de la cure notre mélange habituel d'eau thermale et d'eau mère par des eaux alcalines (Vichy) ou bien encore par de fortes doses d'iodure de potassium dissous dans notre eau sulfureuse. Les résultats ont été très satisfaisants. Préparés par l'un ou l'autre de ces médicaments, nos malades pouvaient ensuite faire des cures avec plein succès; remarquons cependant que l'eau de Vichy, dont l'action résolutive répondait au but que nous nous proposions, ne pouvait être employée impunément d'une façon prolongée comme notre boisson saline; au bout d'une quinzaine de jours, non seulement les effets fondants n'étaient plus aussi notables, mais encore il survenait une certaine débilitation qui indiquait que c'était le moment de modifier le traitement. Cette restriction faite, nous n'hésitons pas à dire que si nous n'avions pas à notre disposition à Lavey notre mélange purgatif et altérant d'un usage si pratique, nous ordonnerions au commencement du traitement de la scrofule, dans les cas où la circulation est entravée, des alcalins plutôt que des toniques, persuadé que c'est le vrai moyen d'avoir de beaux résultats ultérieurs, la médication reconstituante étant alors employée à son vrai moment. Mais bien entendu, ces expériences ayant été faites dans les excellentes conditions climatériques où nous sommes à Lavey, nous n'oserions pas affirmer qu'on obtiendrait les mêmes succès dans l'atmosphère débilitante d'une grande ville, les éléments de reconstitution n'étant pas là pour corriger immédiatement les effets déplétifs.

Quant à l'iode, ce fondant par excellence, nous avons constaté que si, employé à l'extérieur, il n'est pas un résolutif aussi actif que le mercure, pris à l'intérieur, il a une action incontestable et rapide pour la désobstruction de la circulation lymphatique, mais à la condition de l'employer comme les alcalins pendant un petit nombre de jours seulement, jusqu'à ce que les effets rationnels qu'on lui demande soient obtenus et de ne pas le continuer au-delà. C'est un médicament qui doit être manié avec un grand discernement. Certaines natures ont pour lui une intolérance absolue, de très petites doses produisent chez elles un amaigrissement inquiétant et une dépression nerveuse dont on a beaucoup de peine à les tirer; son usage prolongé amène sûrement l'anémie en diminuant sans doute la vitalité des cellules, comme c'est le fait des vrais poisons. On ne saurait donc trop s'élever, surtout à propos de la thérapeutique infantile, contre une certaine pratique courante qui fait de l'iode un usage en quelque sorte banal, comme si nous possédions dans ce métalloïde la panacée de tous les états scrofuleux. Nous avons pu faire sur l'emploi de ce médicament de nombreuses observations et nous croyons pouvoir poser en fait que lorsque l'iode rétablit une constitution scrofuleuse, c'est par action indirecte, c'est-à-dire en amenant la fonte d'exsudats qui entravaient les mutations d'apport et de départ et en permettant alors aux toniques et aux reconstituants de reprendre tous leurs droits [1].

Les effets si variés et parfois tout à fait contraires que produisent les bains de mer chez les enfants scrofuleux, viennent à l'appui de notre opinion sur la nécessité de tenir

[1] Nous sommes heureux de dire qu'il y a dans la science un mouvement prononcé contre les abus de l'iode. Nous avions eu l'occasion, il y a quelques années, dans une conversation avec le regretté docteur Julius Braun, de Rehme-Oeynhausen, de l'entendre émettre des idées analogues à celles que nous venons de développer, idées que nous avons retrouvées depuis dans un volume qu'il a publié. Et plus récemment nous assistions à une leçon du docteur J. Simon, médecin de l'hôpital des Enfants Malades à Paris, où ce professeur distingué, un des hommes les plus versés dans la thérapeutique infantile, déclarait que l'iode est pour les enfants un des médicaments qu'on ne saurait manier avec trop de prudence.

compte de l'état de la circulation dans tout traitement de la scrofule[1].

Pourquoi parmi les enfants envoyés aux bains de mer, souvent parmi ceux d'une même famille, les uns se font-ils beaucoup de bien et les autres beaucoup de mal ? Nous croyons que les données de la physiologie expliquent, bien mieux que toutes les causes secondaires (refroidissements, etc.) qu'on invoque en général, ce qui produit des résultats si opposés. Les enfants qui reviennent dans de bonnes conditions de santé étaient simplement anémiques ou atteints de scrofule sans complication du côté de la circulation dans les vaisseaux lymphatiques; ceux au contraire à qui les bains de mer n'ont pas été salutaires avaient des engorgements ganglionnaires et rentraient dans la catégorie des malades qui ne bénéficient d'une cure reconstituante que si on la fait précéder de la médication déplétive. Il s'est passé dans ces cas d'adénites cervicales et autres ce qui a lieu parfois dans les engorgements utérins traités par l'hydrothérapie : au lieu que l'organe se dégage, il augmente de volume parce que l'afflux sanguin, conséquence de la réaction par l'eau froide, amène le liquide nourricier en plus grande quantité dans l'organe et que celui-ci altéré par la maladie n'a pas l'élasticité voulue pour que le dégorgement puisse se faire ; le départ des liquides n'est plus

---

[1] Nous ne voulons pas dire que le traitement par les bains de mer soit l'équivalent de celui par les eaux thermales; il convient bien à l'anémie, quelquefois à la chlorose, plus rarement à la scrofule. Nous sommes de l'avis de M. le docteur Durand-Fardel lorsqu'il écrit : « Quant au bain de » mer froid et court ou même instantané, il est tout à fait insuffisant » dans la scrofule. Il faut le réserver, avec les précautions indispensa- » bles, pour des constitutions débiles ou étiolées, auxquelles la scrofule » est étrangère. » *(Les eaux minérales et les maladies chroniques*, par M. le docteur Durand-Fardel, Paris, 1874, p. 132.)

Pour ce qui concerne les très jeunes enfants, l'immersion dans l'eau de mer froide est toujours risquée. C'est l'avis de tous les médecins qui ont pu suivre les choses de près, aussi sont-ils d'accord pour l'interdire.

équivalent à l'apport. En face de ces accidents, on est obligé de cesser les douches qui étaient pourtant indiquées en principe comme médication tonique et avec lesquelles le mal sera guéri quand on aura pris les mesures préalables nécessaires pour supprimer les inconvénients de la congestion locale.

Nous n'insisterons pas davantage sur l'importance de ce rôle de la circulation lymphatique dans le traitement de la scrofule. Les conclusions à tirer de cette digression un peu longue, mais que nous n'avons pas crue hors de place ici à cause de ses applications directement pratiques, se comprennent d'elles-mêmes. Il faut de *fortes cures déplétives* toutes les fois qu'il y a des ganglions volumineux et même lorsque les traits sont simplement bouffis, les lèvres épaisses, les mains grosses, colorées, froides et humides ; et cela jusqu'à ce qu'il y ait une amélioration visible dans l'état d'empâtement des tissus.

Pour obtenir l'effet voulu, nous administrons à Lavey notre mélange thermal à dose purgative ; nous ne craignons pas de provoquer ainsi quatre ou cinq évacuations tous les matins pendant plusieurs jours. Une certaine irritation intestinale est salutaire par la révulsion qu'elle produit et par la modification qu'elle apporte à une muqueuse saburrale et inerte. Nous administrons en même temps des bains très chauds, la douche chaude et froide en pluie, ou la douche avec friction et massage. Les douches ont sur le bain chaud le grand avantage d'agir autant et plus sur l'infiltration des tissus et d'être moins débilitantes. La douche locale tiède donnée sur les ganglions en même temps qu'une douche très chaude sur les extrémités inférieures (douche que nous avons déjà indiquée) est également fort utile. Sous l'influence des bains chauds on voit parfois se produire le curieux phénomène du passage de la forme torpide de la scrofule à la forme éréthique ; ces cas rares en somme pourraient jeter beaucoup de lumière sur certains points obscurs de l'histoire de la scrofule ; mais une telle étude nous entraînerait trop loin et nous ferait sortir des limites d'une brochure. Cependant afin d'éviter d'être mal compris nous ne pouvons terminer ce chapitre sur la scrofule sans dire ce que nous entendons par ce terme.

Il est deux grandes catégories d'affections dites scrofuleuses qu'on ne doit plus confondre et désigner par un même mot depuis les progrès qu'a faits la science sur ces questions dans ces dernières années.

La première comprend les maladies osseuses ou articulaires dans lesquelles on a trouvé des tubercules parfaitement organisés, la plus grande partie des gommes sous-cutanées ; les adénites à contenu caséeux, etc., et probablement les lupus. Toutes ces affections doivent désormais être enlevées à la scrofule et mises au chapitre tubercule.

La seconde catégorie renferme toutes les autres manifestations de la scrofule où l'histologie ne trouve pas le corps du délit, le nodule tuberculeux, telles que : les conjonctivites, les coryzas chroniques, les otorrhées, la majeure partie des adénites, les vrais abcès froids avec décollement, les périostites, les arthrites fongueuses, des maladies osseuses sans tubercules, une grande quantité d'affections cutanées plus ou moins inflammatoires, etc. Tous ces états sont unis par un lien commun qu'on peut appeler diathèse scrofuleuse ou mieux encore diathèse lymphatique. C'est une des diathèses les mieux caractérisées ; ses phases sont connues et elle donne un cachet spécial à toutes les manifestations morbides.

La diathèse scrofuleuse ainsi comprise est la forme que prend chez les enfants la nutrition retardante, parce que leur système lymphatique est spécialement impressionnable et que les ganglions lymphatiques sont un tissu à prolifération facile. Les scrofuleux sont les descendants de parents qui souffraient déjà eux-mêmes de bradytrophie (goutteux, diabétiques, obèses, arthritiques, etc.), de parents trop âgés ou épuisés par une maladie grave (aussi bien la phthisie que le miasme paludéen) ou encore dont les tissus ont été altérés par l'alcoolisme. La syphilis produit plutôt le rachitisme. On devient aussi scrofuleux par autophagisme, après la convalescence de maladies graves, quand le régime n'est pas approprié à la formation trop rapide de tissus nécessitée par une croissance excessive, etc.

On peut donc en général remonter à la cause productrice de la scrofule et la trouver dans une nutrition défectueuse dépendant soit d'un vice congénital soit d'une alimentation insuffisante ou mal comprise.

La tuberculose procède tout autrement, elle n'est pas héréditaire (les phthisiques mettent au monde des scrofuleux qui deviennent à leur tour et à un moment donné tuberculeux), elle ne procède pas du dedans, mais du dehors. C'est une maladie infectieuse parce qu'elle peut être transmise par inoculation, qu'elle se développe dans les vaisseaux par l'intermédiaire du sang qui contagionne l'endartère et que, partant d'un foyer, elle envahit les réseaux, les troncs, puis les ganglions lymphatiques d'où elle revient parfois au poumon, etc.; bref, qu'elle évolue, se localise et se généralise à la façon des maladies infectieuses[1].

Ce qui donne le change, ce qui a fait croire à beaucoup de praticiens que tuberculose et scrofulose sont les deux termes

[1] Cette manière de considérer la phthisie, comme maladie infectieuse, a été adoptée par M. le docteur Bouchard, professeur de pathologie générale à la faculté de médecine de Paris. Les paroles que nous citons sont extraites de notes prises à son cours. Quelques-unes de ces leçons ont été publiées dans la *Revue de médecine,* 10 janvier 1881.

d'une même équation pathologique, c'est que souvent ces deux maladies sont réunies si bien qu'on a pu dire que la scrofule fait le lit à la tuberculose. Pourtant remarquons que la scrofule mène moins fréquemment à la tuberculose que le diabète. « En dépit de cette fréquence de la phthisie » au cours du diabète, » disait le professeur Bouchard, « il » ne viendrait à personne l'idée, retrouvant le nodule tuber- » culeux, avec ses caractères typiques, dans le poumon ou » le rein d'un diabétique, il ne viendrait à personne l'idée » de faire du tubercule la lésion anatomique du diabète, et » pourtant cette pétition de principe qu'on ne commet pas » en matière de diabète, on la fait en matière de scrofule, » quand on dit que la scrofule c'est la tuberculose, puisque » dans la première on trouve identiquement la même lésion » que dans la seconde. »

Sans insister davantage sur la différence qui existe entre ces deux grands processus morbides, question des plus importantes et des plus actuelles, nous dirons en terminant que nos propres observations recueillies à Lavey nous avaient depuis longtemps gagné à l'idée de la distinction totale à faire entre la scrofulose et la tuberculose et nous avaient fait considérer leur unicité comme une erreur de clinique préjudiciable au point de vue du traitement.

Nous avions remarqué que les scrofuleux types étaient tout autrement impressionnés par la cure thermale que les tuberculeux (aussi bien les individus atteints de tubercu-lisation pulmonaire que ceux souffrant d'affections osseuses franchement tuberculeuses). Même différence pour l'action de nos eaux dans l'adénite scrofuleuse et dans l'adénite tu-berculeuse. Il y a plus; nous avons trouvé des tubercules pulmonaires chez toutes les personnes dont la scrofule avait la forme éréthique bien accusée. Le passage de la forme torpide à la forme éréthique ne serait donc pour nous que le moment de l'envahissement de la maladie infectieuse, envahissement qui se fait en général d'une manière assez brusque.

Il serait intéressant, au point de vue balnéaire, de passer en revue les différentes localisations de la scrofule, mais ne pouvant le faire dans ce travail, nous nous bornerons à dire deux mots des *engorgements ganglionnaires* et des *altérations osseuses.*

Adénites. En dehors du monde scientifique on confond en général toutes les glandes engorgées ou écrouelles, avec la scrofule; cependant ce n'est point une seule et même chose et il existe bien des engorgements ganglionnaires qui n'ont rien de commun avec la scrofule.

Parmi ces *adénites non scrofuleuses*, il est une espèce que nous avons rencontrée fort souvent en Suisse; elle est toujours unilatérale, parfois très développée ou étendue; elle a pour point de départ une forme particulière du torticolis; son début est brusque, sa nature, franchement rhumatismale; c'est une adénite idiopathique encore peu étudiée, dont on a plus facilement raison par des applications très chaudes, faites d'une façon soutenue, que par les anti-scrofuleux ordinaires. Les douches à température élevée sont salutaires, mais à la condition qu'elles soient répétées fréquemment et que la partie malade ne soit jamais impressionnée par le froid pendant la durée du traitement.

Une *seconde espèce d'adénites non scrofuleuses,* beaucoup plus fréquente qu'on ne le pense, provient d'une rougeole ou d'une scarlatine mal évoluée; sa guérison est le triomphe de la médication balnéaire expulsive même quand la maladie remonte à une époque assez ancienne. Il faut la distinguer des adénites vraiment scrofuleuses qui surviennent chez des enfants devenus victimes de la scrofule par suite de l'affaiblissement de leur organisme après une fièvre éruptive grave. Son début et sa marche sont différents.

Une *troisième sorte d'adénites non scrofuleuses* est provoquée par le retour fréquent de maladies inflammatoires, angines ou amygdalites par exemple; elle apparaît dans les ganglions auxquels aboutissent les vaisseaux lymphatiques de l'organe ou de la région malades. Ces adénites plus ou moins subaiguës, que les préparations anti-scrofuleuses exaspèrent quelquefois, sont assez facilement dominées par la ciguë, mais pour en venir à bout il faut avant tout supprimer la cause qui les entretient et bonifier la constitution par un traitement général : bains sulfureux, douches écossaises, douches pharyngiennes, applications salines sur la peau pour la fortifier, etc.

Reste une *quatrième catégorie d'adénites, la tuberculeuse*, difficile à diagnostiquer et pour laquelle le vrai remède serait l'ablation s'il n'était pas démontré que les tubercules ont leur point d'origine ailleurs que dans les glandes et que les ganglions ne sont atteints que secondairement. Il est donc plus logique de fortifier l'économie de façon à ce qu'elle devienne un milieu moins favorable à la prolifération de la tuberculose.

Si pour toutes ces adénites non scrofuleuses, le traitement exige plus de discernement et de prudence que celui de l'adénite franchement tuberculeuse, les ressources dont nous disposons à Lavey nous permettent cependant d'obtenir de très beaux résultats.

Quant aux *adénites franchement scrofuleuses*, les douches chaudes sur les glandes nous ont rendu de grands services; elles amènent la suppuration ou hâtent la résorption. Les applications locales d'eau mère, d'abord étendue d'eau thermale, puis pure, ont une action énergique sur des ganglions qui résistent à tous les traitements et font le malheur de la médecine; elles produisent une éruption acnéique bien connue qui agit comme révulsif. Quand les malades sont assez vigoureux pour supporter des douches fortes et fréquentes, des transpirations abondantes, une boisson très purgative, on obtient des effets qui dépassent toute attente. Nous avons vu, il y a deux ans, une tumeur du sein, dure, bosselée, ayant toutes les apparences d'un carcinôme et prise pour telle par plusieurs professeurs très distingués, se dissiper en peu de semaines et disparaître complètement sous l'effet d'un traitement sudorifique et résorbant des plus actifs. D'autres fois des engorgements ganglionnaires multiples, peu modifiés en apparence pendant la cure, diminuent et disparaissent rapidement au bout de quelques semaines sans que les malades aient été soumis à aucune autre médication.

Affections osseuses. Quelques mots encore sur les *affections osseuses et articulaires : caries, tumeurs blanches* y compris les *coxalgies, mal de Pott,* etc. Dans ces maladies, les succès obtenus à Lavey sont parfois fort remarquables. « Les maladies des os, dit
» le docteur Durand-Fardel, ou des articulations, qui sont
» toujours très compliquées dans la scrofule avec leur cor-
» tège de suppurations celluleuses, de fistules, se laissent
» modifier par un traitement thermal opportun, d'une ma-
» nière surprenante et qu'il faut avoir observée pour s'en
» faire une idée. Les engorgements du tissu cellulaire se
» résolvent, le derme s'assouplit, les chairs reprennent une
» teinte naturelle, la suppuration devient de bonne nature,
» quelquefois s'accroît d'abord, puis diminue; l'issue des
» fragments nécrosés est facile, les caries s'arrêtent et enfin
» le travail de réparation s'effectue de plus en plus rapide-
» ment pour aboutir à une cicatrisation parfaite[1]. »

[1] *Les eaux minérales et les maladies chroniques,* par M. le docteur Durand-Fardel, p. 134, Paris, 1874.

C'est surtout dans ces maladies chroniques et articulaires que se pose la question fort délicate du moment où le traitement balnéaire est important. Presque toujours au début il y a une période d'acuité. Mais en outre il survient des poussées inflammatoires intercurrentes. Pour la tumeur blanche, par exemple, il y a telle période où toute pratique balnéaire est nuisible à cause des mouvements qu'elle nécessite et où l'immobilisation est la première des indications.

Pendant plusieurs années nous avons été très embarrassés en face de cas semblables pour lesquels la cure de Lavey était absolument indiquée comme traitement général, mais où l'état local nous empêchait d'agir. Ceci se passait surtout pour des malades de l'hôpital, désignés longtemps à l'avance et dont le mal s'était aggravé dès lors. Pour remédier à ces difficultés nous avons essayé tour à tour des gouttières, des appareils amovo-inamovibles, etc., mais tout cela ne nous empêchait pas de devoir à chaque instant interrompre les bains pour les remplacer par des applications émollientes. Nous n'avons pu nous occuper du traitement des tumeurs blanches d'une façon active et suivie que du moment où nous avons fait usage du pansement dit de Scott. Dans ce pansement d'un poids peu considérable, il y a à la fois action d'une pommade médicamenteuse résolutive, immobilisation et compression. Nous l'employons dès l'instant où survient une poussée inflammatoire ; au bout de très peu de jours celle-ci est dominée bien plus vite qu'elle ne l'était par des cataplasmes et des calmants ; nous nous sentons ainsi absolument maître de l'inflammation. Les résultats de ce pansement nous ont paru si encourageants que le plus souvent nous l'appliquons dès que le malade nous arrive, et alors au lieu de lui ordonner les bains, nous prescrivons la douche ou le maillot avec la boisson à haute dose (voir « hydrosudopathie médicamenteuse » au chapitre « action de l'hydrothérapie »). Un bon nombre de tumeurs blanches doivent à cette méthode d'avoir échappé à l'amputation.

Ophthalmies.

Quoique, par ordre de fréquence, les *ophthalmies* ne viennent pas immédiatement après les affections scrofuleuses, la plupart de celles que nous voyons à Lavey pouvant se rattacher à cette diathèse, il nous a semblé plus logique d'en parler de suite. Ce sont des *conjonctivites*, des *kérato-conjonctivites*, des *kératites phlycténulaires*, des *kératites chroniques vasculaires*, etc. Toutes ces maladies sont très heureusement modifiées par nos eaux ; plusieurs fois des opacités de la cornée, qui avaient résisté pendant nombre d'années à des traitements multiples, ont disparu sous l'influence de la cure après une augmentation plus ou moins considérable et passagère des symptômes inflammatoires de l'œil ; la vision, de trouble qu'elle était, est redevenue assez nette.

Ces succès dans la résorption des opacités cornéennes sont peut-être les preuves les plus palpables de l'effet du traitement de Lavey sur la constitution elle-même, car là rien ne peut être mis sur le compte d'une action locale, puisque l'œil ne plonge pas dans l'eau et que d'autre part toute application topique est supprimée. Il est à noter que dans ces cas nous avons réussi en administrant la boisson à dose fortement purgative, et que l'amélioration dans la vue ne s'est manifestée que du moment où le malade commençait à maigrir ou plutôt à perdre cet empâtement des tissus dont nous avons déjà eu l'occasion de parler. C'est même après avoir constaté dans le traitement des ophthalmies la nécessité de cet amaigrissement préalable que nous avons été amené à essayer les cures déplétives dans d'autres maladies.

Pour les maux d'yeux, l'amélioration de la constitution a une grande importance ; souvent les collyres les plus actifs, employés sous la direction aussi savante qu'habile des oculistes si distingués de la Suisse française, ne produisaient plus aucun effet salutaire, et après une cure de Lavey ces mêmes collyres retrouvaient toute leur action. Ce qui prouve encore combien l'effet de la cure est profond sur l'économie, c'est que lorsqu'il y a des rechutes sous l'influence de quelque imprudence pendant le traitement thermal, elles sont à peine une complication, durent peu et n'entravent pas la marche de la guérison.

Nous plaçons le *rachitisme* à la suite de la scrofule parce qu'on est habitué à les trouver l'un à côté de l'autre dans la nomenclature des maladies infantiles; mais il est bien entendu que pour nous il n'y a rien de commun entre cette altération osseuse et la grande diathèse scrofuleuse. Rachitisme.

La seconde année de notre pratique à Lavey nous avons eu plusieurs cas modèles de rachitisme et nous avions déjà remarqué alors que l'eau thermale leur convenait bien mieux que l'eau mère. Ayant fait part de cette observation au professeur Lebert, il nous dit que lui aussi avait fait dans le temps la même expérience, et qu'il attribuait l'action plus salutaire de l'eau thermale à son effet plus pénétrant sur le tissu osseux. Depuis lors les belles recherches du docteur Parrot nous ont éclairé à ce sujet; elles ont démontré que le rachitisme avec altérations osseuses typiques, le vrai rachitisme, est d'origine syphilitique; c'est une période constante de la syphilis infantile que l'eau mère ne peut en aucune manière modifier avantageusement.

Une seconde forme du rachitisme est simplement de l'ostéomalacie et dans cette affection il ne s'agit pas tant de fournir aux os des sels calcaires que d'empêcher le départ des phosphates qui se dissolvent et s'en vont dans les liquides trop acidifiés de l'économie. Il y a là une fonction pervertie que l'eau sulfureuse doit plus facilement ramener à un état normal que l'eau mère, et l'expérience nous a prouvé en effet que le traitement thermal convient aux

deux formes du rachitisme et les améliore très rapidement.

Rhumatismes.   Les maladies rhumatismales sont, après les affections scrofuleuses, les plus nombreuses à Lavey et cela se comprend,
car on a constaté de tout temps que des rhumatismes invétérés ne guérissent nulle part aussi bien que dans les stations
thermales. Cette opinion est classique ; nous la trouvons nettement exprimée dans l'ouvrage de pathologie et de thérapeutique du professeur Niemeyer, qui affirme que « tout
» médecin ayant une certaine expérience ne peut nier qu'un
» grand nombre de personnes, dont les souffrances rhuma-
» tismales avaient pendant de longues années résisté à tou-
» tes les ressources de l'art, ont été radicalement guéries par
» les eaux thermales[1]. »

Un autre fait généralement admis, c'est que l'espèce ou la
richesse de minéralisation des eaux n'agissent pas tant dans
le rhumatisme, que leur thermalité et leur mode d'emploi.
Aussi les ouvrages généraux et spéciaux de balnéothérapie
revendiquent-ils des guérisons bien positives pour des eaux
chlorurées, alcalines, sulfureuses, sulfatées, indéterminées,
etc., à condition toutefois qu'elles aient une chaleur native
suffisante. La nature des eaux est donc indifférente pour les
rhumatismes accidentels et peu invétérés ; mais pour les
rhumatismes opiniâtres l'expérience a prouvé que le soulagement est d'autant plus sûr et la récidive d'autant moins
à craindre que la source choisie est mieux appropriée à la
constitution ou à la diathèse de l'individu. La ténacité des
rhumatismes est sous la dépendance d'un état morbide de
l'économie (goutte, arthritisme, nervosisme, herpétisme,

---

[1] Voir p. 552, *Eléments de pathologie interne et de thérapeutique*, du
prof. Niemeyer. Traduction des docteurs L. Culmann et Ch. Sengel.
Paris 1866.

scrofule, lymphatisme, épuisement par fatigue ou mauvaise hygiène, etc.), par suite duquel celle-ci n'est plus capable de réagir contre les causes productrices du rhumatisme. Il s'agit donc avant tout de rétablir cette harmonie des fonctions, peut-être de modifier les milieux dont l'altération chimique empêchant les réactions de se faire a permis au rhumatisme de prendre droit de domicile.

C'est ainsi que les plus belles guérisons de rhumatismes par les eaux de Lavey ont été obtenues alors que les médications dont nous y disposons étaient indiquées par l'état constitutionnel du malade. Il s'agissait :

1° *De personnes lymphatiques* chez qui les tissus trop flasques étaient facilement infiltrés dans le voisinage des articulations et donnaient lieu à des rhumatismes excessivement tenaces ou bien chez qui une peau trop pâle, trop molle était la cause de transpirations fréquentes et de refroidissements incessants. Une cure dirigée en vue d'exagérer la vitalité de la peau et d'y faire circuler le sang avec activité a souvent complètement supprimé cette susceptibilité au froid.

2° *De rhumatisants devenus anémiques* par suite de convalescences de maladies graves, par excès, par fatigue, chez qui le mal était persistant à cause de l'épuisement du système nerveux ; dans ces cas une cure fortement tonique, parfois même combinée avec une eau ferrugineuse à l'intérieur toujours bien supportée pendant que l'énergie stomacale bénéficie de l'accroissement de l'activité cutanée, est souvent plus indiquée que l'eau chaude, et la douche en pluie froide très courte réussit mieux que le bain thermal prolongé.

3° *D'individus scrofuleux* chez lesquels on ne supprime les douleurs rhumatismales que du jour où la constitution est améliorée. Pour ceux-ci le traitement de l'état général est d'autant plus important que, chez les scrofuleux, il faut se

méfier de toute douleur se fixant sur une jointure : une affection articulaire, sans aller jusqu'à la tumeur blanche, peut
produire des transformations de tissus qui gêneront la liberté
des mouvements. Or le rhumatisme n'est pas rare chez les
scrofuleux, les rapports intimes entre ces deux maladies
chroniques sont reconnus depuis longtemps. M. le docteur
Besnier, dans sa monographie du rhumatisme si savante
et si remarquable à tous les titres, écrit : « Le complexus,
» certainement trop vaste, qu'on réunit dans notre pays sous
» le nom de scrofule, est un de ceux qui ont le plus d'affinité
» avec le rhumatisme articulaire, soit à titre de prédisposi-
» tion générale et vague, soit à titre de prédisposition locale
» et spécifique. Ces affinités ont été déjà signalées par di-
» vers auteurs. Plusieurs années d'observation à l'hôpital
» Saint-Louis, sol classique de la scrofule, m'ont permis de
» le constater avec une grande évidence ; nombre de jeunes
» scrofuleux deviennent rhumatisants vers l'âge adulte ; de
» sorte qu'il s'établit entre les deux états morbides un lien
» qui, partant du rhumatisme de l'ascendant, passe par la
» scrofule de l'enfant, lequel, devenu rhumatisant sur l'âge
» adulte, recommence une lignée qui finira souvent par abou-
» tir à la tuberculose. Les érythèmes noueux des scrofuleux
» précèdent souvent ou accompagnent la première attaque
» de rhumatisme articulaire, lequel se délivrera ultérieure-
» ment de ce stigmate dans ses manifestations posté-
» rieures [1]. »

4° *De personnes chez qui la douleur* provenant d'un mauvais fonctionnement de la peau n'était pas un simple acci-
dent mais *dépendait d'un véritable état herpétique ;* la
douleur rhumatismale n'a disparu que quand une éruption

---

[1] Ernest Besnier, article *Rhumatisme* du *Dictionnaire encyclopédique
des sciences médicales*, p. 471.

cutanée l'a remplacée à l'endroit même ou dans une région plus ou moins voisine. L'eau de Lavey, étant très diaphorétique et favorisant les poussées du côté de la peau, se prête parfaitement à ces apparitions ou réapparitions d'éruptions cutanées. La boisson thermale que nous prescrivons toujours dans le rhumatisme, sauf indication spéciale, est certainement pour beaucoup dans les succès que nous obtenons.

Outre ces quatre catégories de rhumatismes où il fallait avant tout traiter l'état constitutionnel, il est une autre espèce de rhumatisants qui ont bénéficié aussi de la cure thermale de Lavey. C'étaient des *individus vigoureux, sanguins*, pour lesquels il n'y avait pas à s'inquiéter de la diathèse et qui s'étaient mal trouvés de cures précédentes dans des stations où l'eau trop riche en hydrogène sulfuré n'avait pu être supportée parce qu'elle produisait *des congestions* ou *des palpitations cardiaques*. Notre eau, où ce gaz est moins abondant, n'offrait pas les mêmes dangers.

Du reste, il ne faut pas se dissimuler que le rhumatisme qui fait le malheur des malades, a encore, pour la science, bien des points obscurs et que son traitement est des plus compliqués. On a des surprises étranges : tantôt une *scia-* *tique*, ce rhumatisme des nerfs, un des plus rebelles à extirper et qui semblerait ne pouvoir être guéri que par des moyens violents, disparaîtra après quatre ou cinq bains thermaux de façon à faire croire qu'il y a dans l'eau des sources autre chose que la thermalité et la minéralisation. Tantôt, au contraire, on trouve mille difficultés à traiter de simples rhumatismes musculaires ou bien des rhumatismes articulaires chroniques qui ne sont pourtant ni osseux, ni fibreux. Ces complications sont dues soit au mauvais état des voies digestives, soit à une irritabilité nerveuse excessive ou bien à une sensibilité exagérée au froid qui rend les bains préjudiciables; ou encore à des rechutes survenues par l'imprudence des malades qui, voulant aller plus vite que le médecin, prennent des bains très chauds, ne consentent ni à se faire transporter dans leur chambre ni à se recoucher après le bain ou la douche, chose pourtant essentielle pour favoriser la transpiration et pour que la peau ne soit impressionnée que graduellement par l'air extérieur.

Dans tel cas. le bain de vapeur réussira mieux, dans tel autre la douche projetée avec force ou bien au contraire la douche à jet très faible, sans qu'il soit possible de savoir pourquoi. Cependant une règle que nous pouvons donner comme presque générale, c'est que sauf les cas de suites de rhumatismes où l'on n'a pas à lutter contre le symptôme douleur mais où l'on doit assouplir une articulation ou détruire une adhérence, il faut éviter de diriger le jet sur les points qui ont été le siège du mal et se borner à une douche générale en épargnant ces points.

Quelques mots encore sur deux formes de rhumatisme : le rhumatisme articulaire aigu ou subaigu et l'arthrite déformante qu'on envoie rarement dans les stations balnéaires, mais que nous voyons pourtant tous deux en assez grand nombre à l'hôpital de Lavey.

Rhumatisme articulaire subaigu.

Dans *le rhumatisme articulaire subaigu* il nous est arrivé d'administrer des bains pendant qu'il y avait encore de la fièvre, les malades étant pressés par le temps. Les résultats ont été beaucoup meilleurs que nous n'osions l'espérer et nous avons vu qu'on hâtait ainsi la guérison d'une affection dont la durée est souvent décourageante et où la médication a si peu d'effets que M. le docteur Guéneaud de Mussy et d'autres médecins après lui se sont posés pour règle de ne plus s'inquiéter du traitement rhumastimal proprement dit dans cette forme de rhumatismes, « mais de relever le tra-

» vail nutritif et de stimuler la force plastique qui semble
» impuissante à amener une solution[1]. »

Mais c'est surtout dans les *rhumatismes articulaires fran-* Rhumatisme articulaire aigu.
chement aigus que les eaux de Lavey ont une action remar-
quable. Elles empêchent le retour des crises ou en tout cas
en diminuent la fréquence et l'intensité. Nous connaissons
nombre de malades venus à Lavey de certaines localités
du Jura, comme Vallorbes et Ste-Croix, après avoir eu des
attaques répétées de rhumatisme et qui à la suite d'une
première cure ont échappé à leurs crises habituelles ou les
ont eues beaucoup moins fortes. Ce qui nous confirme dans
l'idée que l'eau de Lavey a une adaptation spéciale aux
rhumatismes articulaires aigus, c'est que bien loin d'augmenter les désordres cardiaques, elle les amende, et que tous
les malades qui nous sont arrivés souffrant de *cardiopathies
rhumatismales* se sont bien trouvés des bains thermaux
additionnés d'une petite quantité d'eau mère. Dans plusieurs
observations que nous avons prises très exactement, il y
avait hypertrophie du cœur avec bruit de souffle ; pendant
la cure nous avons pu constater que le volume du cœur
devenait moindre, les bruits de souffle moins intenses et
que l'oppression et les palpitations diminuaient. Chez l'un
des malades l'affection cardiaque était très avancée; il y
avait déjà troubles visuels et saignements de nez ; ces symptômes s'amendèrent aussi. Mais il va sans dire qu'il faut
procéder avec de grands ménagements, éviter tout saisissement en donnant le bain à une température à peu près
égale à celle du corps et empêcher avec soin tout afflux
sanguin vers la tête. Il nous a semblé qu'il y a profit ici
comme dans la forme subaiguë à baigner le malade à une

---

[1] Besnier, article *Rhumatisme,* loc. cit., page 655.

époque assez voisine de la crise afin d'empêcher autant que possible le passage de la maladie à l'état chronique et la formation d'altérations organiques, sources d'infirmités auxquelles la science est impuissante à porter remède.

Rhumatisme déformant.

Pour le *rhumatisme déformant* ou *arthrite noueuse*, nous ne sommes point aussi catégorique que nous l'avons été dans ce qui précède, car nous avons eu des cas où il n'y avait aucune amélioration, où même la maladie était aggravée. Nous nous souvenons de deux femmes occupant des lits voisins dans une de nos salles d'hôpital, elles étaient à peu près du même âge et avaient toutes deux des arthrites déformantes typiques; l'une d'elles éprouvait après chaque bain un mieux visible, tandis que l'autre ne faisait qu'empirer. Il est vrai que le mal de cette dernière remontait à une date plus récente, et nous avons remarqué qu'à l'inverse de ce qui a lieu pour le rhumatisme aigu, il faut se comporter dans l'arthrite noueuse comme dans les maladies chroniques en général, c'est-à-dire ne commencer le traitement thermal qu'à un moment aussi éloigné que possible du début de la maladie et même de toute poussée inflammatoire. Cependant ce n'est pas une règle sans exception, car nous avons vu des arthrites rhumatoïdes que nous hésitions à baigner parce qu'elles étaient encore voisines de leur début, être impressionnées favorablement par la cure, mais dans ces cas nous avions affaire à des natures molles plus ou moins scrofuleuses rentrant dans la catégorie dont parle M. le professeur Charcot quand il dit : « La scrofule est un fonds sur » lequel l'arthrite rhumatoïde se développe fréquemment; » il n'est pas rare de voir les malades, atteints des diverses » formes de cette dernière affection, porter au cou des cica- » trices caractéristiques[1]. »

---

[1] Charcot, *Leçons cliniques sur les maladies des vieillards et les maladies chroniques*, recueillies et publiées par B. Ball, p. 229, Paris 1874.

Les recherches cliniques de M. le docteur H. Roger ont Chorée. démontré depuis longtemps que des liens nombreux unissent la *chorée* aux affections rhumastimales et nos observations faites à l'hôpital de Lavey nous rattachent à cette opinion, car elles nous ont démontré que certainement le traitement du rhumatisme est celui qui convient le mieux à la chorée. On nous a adressé à plusieurs reprises des cas persistants de cette maladie à titre de névroses rebelles pour être traitées par l'eau mère ou par l'eau froide. Nous avons reconnu, après plusieurs essais comparatifs, que ces deux médications n'amenaient pas de résultats heureux, que le bain sulfureux agissait un peu plus, mais que la douche en pluie chaude produisait des effets beaucoup plus sûrs et plus rapides, si bien que maintenant nous ne traitons plus autrement toutes les chorées qui nous sont envoyées.

On reconnaît de plus en plus la nécessité de s'occuper Maladies de la
peau. davantage de la santé générale des individus souffrant de *maladies de la peau* et moins de l'affection locale proprement dite. L'école de Vienne elle-même admet maintenant que les désordres les plus variés dans tel ou tel organe peuvent réagir sur l'enveloppe cutanée. Grâce aux travaux du docteur Bazin, il est admis par la majorité des dermatologistes français que les maladies de la peau ne sont que les manifestations de maladies constitutionnelles; mais s'il est prouvé que le traitement de la diathèse est le vrai moyen d'empêcher les récidives, l'expérience, par contre, a démontré que l'affection locale est le plus souvent peu influencée par le traitement antidiathésique général. Donc tout en s'occupant de la constitution, il faut agir directement sur la peau par des topiques s'adressant à elle. Ainsi on a observé dans une foule de stations balnéaires que les éruptions de nature arthritique sont peu modifiées par les eaux bi-carbonatées sodiques, si même elles ne sont pas aggravées;

que celles d'origine herpétique éprouvent parfois peu d'effet des eaux arsenicales; et que celles provenant de la scrofule sont presque toujours empirées par les eaux chlorurées; tandis que le soufre, qui a un effet spécial sur les éléments anatomiques de la peau, a une action salutaire sur toutes ces éruptions, quelle que soit la maladie constitutionnelle dont elles dépendent. Les eaux sulfureuses revendiquent donc, en somme, le traitement de presque toutes les affections cutanées.

Comme dans les eaux de Lavey ce sont les sulfates et non les sulfures qui dominent, comme elles ne sont pas à base calcique et pas trop riches en hydrogène sulfuré, nous n'avons pas à redouter les recrudescences violentes au début des cures et nous croyons que toutes les affections cutanées peuvent nous être adressées, excepté celles où le nervosisme domine (ici nous conseillerons toujours de préférence les eaux arsenicales); excepté aussi, dans les cas très aigus et voisins du début où tout traitement minéral doit être interdit. Il est bien entendu qu'il faut instituer la cure d'après la force de réaction du patient, d'après son tempérament plus excitable ou plus atone, d'après son âge et surtout d'après l'âge de la lésion; bien souvent il y a profit à unir une médication antidiathésique interne au traitement balnéaire.

Les éruptions vésiculeuses, surtout les *eczémas humides* occupant une grande surface, sont parmi les maladies de la peau celles qui guérissent le plus rapidement à Lavey, comme du reste dans la plupart des stations sulfureuses.

Les éruptions papuleuses chroniques comme le *lichen* et le *prurigo* se modifient sous l'influence de notre eau thermale presque plus rapidement que les précédentes.

Les affections squameuses *(pityriasis, psoriasis, lèpre vulgaire, ichthyose)* exigent beaucoup plus de temps et des bains prolongés à l'instar de ceux de Louèche; pourtant nous avons enregistré plusieurs cas de guérison de psoriasis, dont quelques-uns généralisés, sans le secours d'autre médication que les bains; mais il s'agissait de psoriasis récents chez des sujets jeunes.

Parmi les éruptions pustuleuses l'*impetigo* guérit ordinairement très vite; certains *ecthymas* de même. Les différentes variétés d'*acné* sont bien plus tenaces, l'*acné juvénile* et l'*acné sébacée* sont parmi celles-ci les moins opiniâtres.

Il nous est difficile d'indiquer exactement la part que prend l'eau de Lavey dans la guérison des maladies de la peau, parce que dans beaucoup d'entre elles nous ne nous faisons pas faute d'employer des traitements spéciaux toutes les fois que nous y voyons un moyen d'activer la cure et de gagner du temps. Ainsi nous avons eu deux très belles guérisons de *prurigo généralisé*, qui durait depuis des années, et rendait la vie du patient presque intolérable, par des badigeonnages au goudron pur, suivis d'un bain prolongé pendant une dizaine d'heures.

Pour le *psoriasis*, nous faisons usage durant plusieurs jours de bains très longs, puis, la peau ainsi préparée, nous employons, suivant le cas, les acides chrysophanique ou pyrogallique, l'huile de cade, etc. Après quelques jours de ces applications, nous recommençons une nouvelle série de bains, et ainsi de suite.

Pour les *acnés indurées*, *couperose*, etc., nous employons différents topiques ou des scarifications conjointement à des lotions et à des pulvérisations d'eau thermale.

Mais c'est surtout pour le *lupus* que nous sommes partisans des traitements locaux; cette maladie dont les conséquences sont si déplorables est modifiée jusqu'à un certain point par des lotions chaudes de notre eau thermale; l'inflammation à l'entour du tubercule est diminuée, si bien que les malades sont très satisfaits; mais le nodule tuberculeux reste intact et reproduit la maladie au bout de peu de temps. L'ablation du tubercule par le raclage ou sa destruction par les scarifications en lignes parallèles entrecroisées, nous semble donc le seul traitement rationnel, surtout dans les conditions où nous sommes à Lavey; des lotions ou des pulvérisations préalables préparent parfaitement le terrain à l'opération en ramollissant la peau, et en rendant le tubercule plus visible par la suppression de la phlegmasie qui existait autour de lui. La boisson de notre mélange d'eau thermale et d'eau mère n'est pas sans action salutaire sur le lupus, d'autant plus que les individus atteints de cette pénible maladie sont parfois très vigoureux et supportent fort bien une révulsion intestinale prolongée.

Du reste, dans plusieurs des affections cutanées que nous avons citées, nous employons l'eau mère à dose purgative; quant à son usage externe nous l'avons essayée maintes fois à titre de renseignement scientifique, et nous n'avons pas obtenu de résultats plus satisfaisants que dans les maladies scrofuleuses de la peau. Il y a pourtant une exception; *l'urticaire chronique* guérit très rapidement par des bains fortement additionnés d'eau mère et ici c'est bien le sel qui agit favorablement, car, encouragé par ce que nous avions vu à Lavey, nous avons ordonné à une malade tourmentée depuis longtemps par ce genre de mal, des bains salés pris à domicile et le succès a été tout aussi complet.

Anémies. Nous avons vu bien peu d'*anémies* n'être pas sensiblement améliorées par des bains thermaux additionnés d'eau mère, administrés frais et courts et combinés avec des douches. Cette médication surexcite les fonctions de la peau, tonifie le système nerveux et peut être employée par des personnes dont l'estomac n'assimile que difficilement les préparations ferrugineuses, soit qu'il en ait été saturé, soit qu'il participe à l'inertie de l'ensemble de l'économie; parfois même le fer, qui n'était pas toléré auparavant, est très bien supporté pendant la cure, les fonctions digestives ayant déjà bénéficié du réveil de la vitalité générale. Dans d'autres cas d'anémie, où le sang est altéré aussi bien dans ses parties liquides que dans ses globules, le mélange de notre eau thermale avec l'eau mère a un effet des plus salutaires, sans doute par son action sur le sérum du sang. Nous savons combien ce sérum se rapproche par sa composition de certaines eaux salées, et nous connaissons aussi le rôle important du chlorure de sodium dans la régénération et la conservation des globules sanguins.

La *chlorose* n'est pas due comme l'anémie à une série de causes débilitantes, c'est une maladie idiopathique de la puberté et de l'âge critique, et des troubles intérieurs ou nerveux contribuent toujours pour une bonne part à sa production. Le fer réussit moins sûrement que dans l'anémie. La forte secousse que la cure de Lavey peut donner à l'économie et qui remet certaines fonctions dans un état plus normal, explique les guérisons que nous obtenons. En outre dans la chlorose il est important d'agir sur la menstruation toujours plus ou moins suspendue; or « les eaux » chlorurées, qui sont des eaux ménorrhagiques, sont plus » utiles que les ferrugineuses dans la dysménorrhée. [1] »

A côté des anémies et des chloroses bien définies, nous devons placer bon nombre de cas où il y a simplement *débilité générale* et où notre traitement peut être appliqué avec succès. Il convient aussi à des *convalescents*, à des *natures très délicates*, à des *enfants en bas âge*, pour qui l'on redouterait les bains de mer par incapacité de réaction, ou crainte de congestion du côté des organes internes.

Les bains thermaux additionnés d'eau mère ont encore

___
[1] Durand-Fardel : *les Eaux minérales et les maladies chroniques*, p. 164.

l'immense avantage de fortifier la peau des individus qui ne peuvent s'exposer au moindre courant d'air sans prendre un catarrhe et qui, pendant l'hiver, passent d'une bronchite à l'autre parce que leur *tégument externe est d'une délicatesse exagérée (Hautschwäche des* Allemands). Dans ces cas nous nous sommes toujours très bien trouvé de lavages et d'arrosages à l'eau du Rhône, au moment de la sortie du bain, en ayant soin que le malade reste debout dans la baignoire, les pieds plongés dans l'eau chaude. Cette pratique avait été instituée par l'un de nos prédécesseurs, le docteur Cossy, et nous avons pu, en la continuant, apprécier ses nombreux avantages sans jamais y trouver d'inconvénient.

Parmi les maladies qui s'attaquent simplement à tel ou tel organe nous citerons en première ligne les *maladies de vessie.*

Maladies de la vessie.

L'eau de Lavey a une action remarquable sur la muqueuse vésicale. Le docteur Cossy a signalé ce fait, dans les dernières années qu'il a passées à Lavey; il a eu le bonheur de guérir plusieurs catarrhes purulents très graves, et depuis lors nous avons constaté des guérisons complètes et des améliorations très notables dans tous les cas de ce genre qui se sont présentés à nous, même après avoir été peu modifiés à Evian, à Vichy, ou dans d'autres stations spéciales à ce genre de maladies.

La forme sur laquelle l'eau de Lavey a l'action la plus certaine est le *catarrhe muco-purulent,* quelle que soit son origine. Il va sans dire que l'eau de Lavey n'a pas sur la gravelle l'effet dissolvant d'une eau plus alcaline, mais elle convient à ces cas nombreux, indépendants de la gravelle, qui sont survenus primitivement ou qui ont été produits par des rétrécissements ou par des opérations, et dans lesquels c'est sur la muqueuse même qu'il faut agir. Elle a l'immense avantage d'être supportée en boisson à haute dose sans fatiguer l'estomac, de ne pas débiliter, d'être au contraire reconstituante, et par conséquent de pouvoir être employée sans inconvénient d'une façon soutenue.

L'action de l'eau de Lavey sur la muqueuse des voies urinaires s'étend aussi à celle de l'urèthre; on comprend donc que les *uréthrites* et les *blennorrhagies* soient également modifiées très rapidement par cette boisson.

Une spécialisation de l'eau de Lavey, tout aussi importante à mettre en relief que la précédente, est son adaptation aux *engorgements du foie* et aux *calculs biliaires*.

Les *engorgements hépatiques* sont sans doute modifiés à la suite de la désobstruction du système de la veine porte par le soufre, comme nous l'avons dit au chapitre : Action de l'eau thermale; la sécrétion de la bile est en outre activée par l'effet excitant sur la muqueuse digestive. *Maladies du foie.*

Mais en plus il y a action directe sur les *calculs* eux-mêmes. Nous avons les observations de plusieurs cas bien avérés de coliques hépatiques répétées, qui ne se sont pas reproduites après une cure de Lavey. Dans une observation qui nous a été communiquée par notre prédécesseur le docteur Pellis, on avait constaté les calculs sous forme de tumeur très anguleuse dans la vésicule biliaire; non-seulement la tumeur avait disparu, mais elle n'a pas reparu, comme nous l'avons vérifié nous-mêmes ayant eu occasion de voir le malade plusieurs fois depuis lors. L'expérience, du reste, nous a montré que de petits calculs biliaires qui venaient d'être expulsés par l'intestin se ramollissaient et se dissolvaient facilement dans notre eau thermale. Ici comme dans les catarrhes de la vessie il est précieux d'avoir à sa disposition une eau qui peut être bue en quantité considérable sans aucun inconvénient. *Calculs biliaires.*

<table>
<tr><td style="vertical-align:top; width:20%">Adénites péri-bronchiques.</td><td>Nous ne saurions trop appeler l'attention de ceux de nos confrères qui s'occupent de thérapeutique infantile sur une autre spécialisation de nos eaux, nous voulons parler de leur action curative sur les adénites péri-bronchiques, suites de coqueluches ou de diverses affections thoraciques. La boisson de l'eau thermale mélangée à l'eau mère est le vrai traitement de ces adénites ; étant donné l'élimination des eaux sulfureuses par les muqueuses bronchique et pulmonaire, on conçoit que l'eau de Lavey soit un véhicule parfait pour porter une eau iodée dans la circulation des organes respiratoires. En effet, la toux souvent si persistante, parfois accompagnée de vrais accès d'asthme, ainsi que la gêne de la respiration cessent bientôt, en même temps que les signes stéthoscopiques s'amendent, sous l'influence de la boisson seule à laquelle nous joignons, dans les cas les plus rebelles, les douches chaudes thoraciques et les badigeonnages iodés.</td></tr>
<tr><td style="vertical-align:top">Suites de fièvres éruptives.</td><td>Disons ici, pour ne pas revenir sur les maladies spéciales aux enfants, que si l'eau de Lavey est efficace dans les suites de la coqueluche, elle ne l'est pas moins dans celles de la rougeole et de la scarlatine. Il peut survenir après des fièvres éruptives mal évoluées des engorgements ganglionnaires dans différentes parties du corps, des maux d'yeux, des suppurations, un état malingre succédant à une santé florissante. La médication expultrice est le vrai remède pour combattre ces différents accidents et pour provoquer parfois, comme nous l'avons dit, une éruption plus ou moins généralisée.</td></tr>
<tr><td style="vertical-align:top">Dyspepsies.</td><td>Il est plusieurs formes de dyspepsies qui guérissent sûrement à Lavey ce sont : 1° la forme anémique atonique survenue chez des personnes épuisées dont la sécrétion du suc gastrique ne se fait plus en quantité suffisante ; l'eau de Lavey agit ici comme eau excitante (par ses sulfates et sa petite quantité de chlorure), pouvant être supportée, alors</td></tr>
</table>

qu'une eau sulfatée forte et froide serait trop violente; 2° *la forme douloureuse gastralgique* qui est souvent d'origine rhumatismale; 3° *la forme flatulente;* nous avons vu un cas invétéré de ce genre avec *vomissements dyspeptiques* guérir en très peu de jours par la seule boisson de notre eau thermale. Nous avons constaté que dans la plupart des dyspepsies une excitation énergique des fonctions de la peau par l'hydrothérapie, surtout par la douche écossaise, vient fortement en aide à la boisson thermale.

Il y aurait beaucoup à dire au sujet des maladies utérines dont nous avons toujours un grand nombre de guérisons à Lavey. Tantôt ce sont des *corps fibreux* ou des *tumeurs péri-utérines* (même des *tumeurs ovariennes* que nous indiquons ici pour n'en pas faire un chapitre à part) qu'un traitement fortement résolutif dissipe ou maintient dans un état stationnaire. Tantôt ce sont des *ulcérations du col* ou des *fongosités* entretenues par un état constitutionnel mauvais; mais ce sont surtout des *métrites chroniques* qui ont résisté à toute espèce de soins locaux. Elles exigent en général des précautions spéciales pendant la cure à cause du nervosisme de tout l'appareil génital mis en jeu par l'affection utérine, à cause surtout des fluxions sanguines, conséquence de la structure même de l'organe; mais, ces précautions prises, le traitement balnéaire les guérit d'une façon durable et est le vrai traitement à leur appliquer. Les douches vaginales, lombaires, hypogastriques, ainsi que les bains de siège, sont préconisés dans la plupart des établissements balnéaires pour les affections utérines; nous les employons aussi, mais rarement, ayant observé que les guérisons complètes et persistantes sont le fruit des traitements généraux et non locaux. Lorsque nos eaux sont bien indiquées par l'état de santé des malades, la métrite guérit d'elle-même par le fait de l'amélioration de la constitution et d'une forte dérivation vers la peau et la muqueuse intestinale, d'où résulte la désobstruction des ganglions auxquels aboutissent les vaisseaux lymphatiques de l'organe malade.

Nous ajouterons encore comme indications sommaires que l'eau de Lavey est désignée, ainsi que la plupart des eaux sulfureuses :

Catarrhes en général. — Dans les *catarrhes de toutes les muqueuses, bronchites chroniques* et *leucorrhée* par exemple. (Peu de substances médicamenteuses modifient cet écoulement aussi rapidement que des injections d'eau thermale additionnée d'eau mère);

Syphilis. — Dans la *syphilis* où les propriétés manifestantes des eaux sulfureuses sont utiles pour montrer à quel point est arrivée l'élimination du virus, et où elles sont le vrai moyen de remédier à l'épuisement, à l'espèce de cachexie, que produit souvent cette maladie infectieuse chez les personnes âgées; elles sont surtout indiquées lorsqu'il s'agit d'individus lymphatiques ou scrofuleux. Administrées en boisson et en douches dans la période d'état de la syphilis en même temps que le mercure, elles en activent les effets:

Ulcères. — Dans *les ulcères* de jambe variqueux ou non variqueux, où nous avons vu les chairs rougir et se recouvrir de bourgeons charnus qui ont formé une cicatrice solide par l'unique usage des bains thermaux et de compresses trempées dans l'eau de la source et maintenues pendant une grande partie du jour.

Maladies chirurgicales. — L'eau de Lavey *active toutes les cicatrisations*, elle est, comme nous l'avons déjà dit, *chirurgicale* par excellence; elle accélère donc la guérison de toutes les *plaies* produites par les opérations et qui ne parviennent pas à se fermer parce qu'elles manquent de vitalité. Elle s'adapte aussi aux traitements des *ostéites*, des *caries osseuses* et des *affections articulaires* quand même ces maladies ne sont *pas d'origine scrofuleuse ;* elle favorise l'*élimination des séquestres* et hâte la *fermeture des fistules.* Elle remédie encore aux *entorses anciennes*, aux *roideurs articulaires*, aux *indurations de tissus*, à ces *contractures de muscles* allant parfois jusqu'à la *paralysie*, bref, à tous ces *troubles fonctionnels qui sont la suite des grands traumatismes.* Dans ces différents cas chirurgicaux nous employons l'eau thermale seule, car nous avons observé qu'il n'y a profit à y ajouter un peu d'eau mère que quand l'obstacle à la fermeture des plaies n'est plus leur atonie, mais l'induration ou l'infiltration de leurs bords.

Ajoutons encore que nous avons eu l'occasion de constater l'efficacité de la boisson des eaux de Lavey dans *l'intoxication saturnine.* Additionnées d'eau mère elles provoquent l'expulsion du *tœnia* et peuvent servir à révéler sa présence. Ce même mélange réussit dans *l'albuminurie.* Intoxication saturnine.
Tœnia. Albuminurie.

Nous ne prétendons pas dans ce chapitre n'avoir pas omis bon nombre d'indications ; nous avons voulu seulement mettre en relief les maladies qui nous sont envoyées à Lavey le plus fréquemment et surtout faire connaître les procédés de notre médication balnéaire. La partie thérapeutique de ce travail n'est en quelque sorte que la confirmation par la pratique des idées que nous avons émises à propos des moyens d'action dont nous disposons. Nous laissons à nos confrères le soin d'en faire eux-mêmes l'application dans les cas similaires.

2o CONTRE-INDICATIONS

Il est convenu en général qu'on ne doit envoyer dans un établissement thermal quelconque pas plus les individus atteints de *maladies fébriles* que ceux dont les maladies chroniques sont à une époque de *poussée* ou de *retour inflamma-* Maladies fébriles.
Retours inflammatoires des maladies chroniques.

loire. Cela est vrai, cependant, comme nous l'avons vu, les malades souffrant de *rhumatismes articulaires aigu et subaigu* ont tout profit à être envoyés à Lavey sitôt qu'ils peuvent être transportés.

Les tumeurs néoplasmatiques sont une contre-indication formelle, à moins qu'il ne s'agisse de cas difficiles à reconnaître où l'on veuille faire un essai de trois à quatre jours pour éclairer le diagnostic ; s'il y a affection maligne les symptômes s'accentueront très vite.

Nous ne donnerons pas la *goutte* comme une contre-indication positive ; il est certain que les dépôts tophacés ne sont pas résorbés par les eaux sulfureuses, ni les articulations assouplies, mais qu'au contraire les douleurs sont réveillées ; aussi dans les formes violentes et de date récente ne les recommanderons-nous pas, car outre le retour de la crise nous avons vu parfois se manifester une tympanite et un œdème spécial. Il n'en est plus de même lorsque la goutte est ancienne et que les accès ne sont plus à l'état aigu. Des personnes goutteuses arrivées à ce point, et venues à Lavey pour d'autres maux, ont supporté la cure sans inconvénient ; ou bien encore des individus parvenus à la cachexie goutteuse ont amélioré leur état par les eaux de Lavey données à titre de médication reconstituante.

Notre eau thermale coupée avec du lait convient très bien aux *phthisiques*, mais par contre, notre climat trop excitant et notre air toujours en mouvement leur sont fort nuisibles. L'opinion que nous avons émise sur la nature de la tuberculose fait du reste comprendre qu'une fois la maladie bien déclarée, nous ne croyons pas qu'elle puisse être guérie uniquement par les eaux. Par contre nous sommes fermement convaincu que peu de stations thermales sont aussi bien adaptées que Lavey à la *prophylaxie de la phthisie*, c'est-à-dire aux enfants qui sont sous l'imminence de la maladie, que leurs ascendants soient tuberculeux, scrofuleux, arthritiques ou diabétiques, etc.

Les *affections organiques du cœur* sont une contre-indication positive ; mais ce que nous avons écrit à propos des avantages qu'il y a à baigner les individus atteints de *cardiopathie rhumatismale* montre bien que dans cette forme d'affection cardiaque nous ne considérons pas tous les troubles du côté du cœur comme incompatibles avec la cure.

La disposition fortement accusée aux *congestions cérébrales,* surtout chez les personnes âgées, est une contre-indication des eaux sulfureuses et des eaux salines, ainsi que le *nervosisme très développé.*

Pour les *maladies de la peau, l'arthrite déformante* et les *maladies osseuses ou articulaires* auxquelles le traitement de Lavey est si salutaire, le choix du moment de la cure n'est pas indifférent, car il peut y avoir *contre-indication passagère d'après la phase que traverse la maladie,* mais nous ne revenons pas sur ce sujet déjà traité.

Principales publications faites à propos des Bains de Lavey.

Source thermale découverte dans le lit du Rhône, dans *Journal de la Société vaudoise d'utilité publique*, faisant suite à la *Feuille du Canton de Vaud*, T. I. Lausanne, 1833, p. 6-15 et p. 65-72.

Rapport sur les travaux exécutés en 1833 pour augmenter la source thermale de Lavey. Ibid., p. 289-295.

S. Baup. **Nouvelle analyse de l'eau thermale de Lavey** (octobre 1833). Ibid., T. II. Lausanne, 1834, p. 317-318. — En allemand, dans *Comptes-rendus de la Société helvétique des sciences naturelles.* Lucerne, 1835, p. 55-56.

G. Bezencenet, Dr-méd. **Notice sur les Eaux thermales de Lavey**, imprimée aux frais du gouvernement du canton de Vaud. Lausanne, 1836. Brochure très bien faite, de 211 pages in-8°, donnant, outre une appréciation fidèle de l'action physiologique de l'eau de Lavey, la relation consciencieuse des guérisons obtenues à Lavey pendant les trois premières années de l'existence de l'établissement.

Hermann Lebert. **Compte-rendu des Eaux de Lavey** pendant la saison 1838. 35 pages. Lausanne, 1839.

H. Lebert. **Compte-rendu des Eaux de Lavey** pendant la saison 1839. 59 pages. Lausanne, 1840.

H. Lebert. **Compte-rendu des Eaux de Lavey** pendant la saison 1840. 55 pages. Lausanne, 1841.

H. Lebert. **Compte-rendu des Eaux de Lavey** pendant la saison 1841. 106 pages. Lausanne, 1842. Ce dernier travail a été reproduit en grande partie par le prof. Isenschmid, de Berne, dans *Schweizerische Zeitschrift für Medizin,* 2me année, 1843. Berne, 1843, p. 61.

Dr J. Cossy. **Bulletin clinique de l'hôpital des Bains de Lavey** (saison de 1847). Lausanne, 1848.

Rod. Tœpffer. **Souvenirs de Lavey.** Album autographié et illustré. Genève, 1848.

Prof. L. Vuillemin. Article *Lavey* dans **Le Canton de Vaud** au point de vue historique, géographique et statistique depuis les temps les plus reculés jusqu'à nos jours. Cet ouvrage a été traduit en allemand par G.-J. Wehrli-Boisot. St-Gall et Berne, 1849. L'article *Lavey* est pages 111-114.

H. Lebert. **Traité pratique des maladies scrofuleuses et tuberculeuses** (ouvrage couronné par l'Académie nationale de médecine). Paris, 1849. J.-B. Baillière, imp. Ouvrage in-8° de 811 pages, où se trouvent relatées toutes les observations relatives à la scrofulose et à la tuberculose prises par le prof. Lebert pendant les années 1838-1846 qu'il a passées à Lavey.

Morlot. **Augmentation de température des thermes de Lavey** après le tremblement de terre de 1851, dans *Bulletin de la Société vaudoise des sciences naturelles*, T. III. Lausanne, 1854, p. 108.

J.-A. Fontan. **Recherches sur les Eaux minérales** des Pyrénées, de l'Allemagne, de la Belgique et de la Suisse, 2me édition. Paris, 1853.

J. Cossy. **Résultats du traitement des 153 malades** envoyés à Lavey pendant l'année 1854 par le département de l'intérieur du canton de Vaud, dans *Comptes-rendus du Conseil de santé du canton de Vaud* pour l'année 1854. Traduction allemande dans *Schweiz. Zeitschrift für Medizin*, Jahrgang 1855. Zurich, 1855, p. 431.

Dr Cossy et Collomb, directeur des mines de Bex. **Faits recueillis à l'occasion de l'approfondissement du puits de la Société thermale de Lavey** dans l'hiver 1856-1857 ; rédaction du Dr J. de la Harpe dans *Bulletin de la Société vaudoise des sciences naturelles*. Séance du 17 juin 1857.

P. Ménière. **Eaux minérales salées naturelles et artificielles.** Salins, Bex, Lavey, etc. *Gaz. méd. de Paris.* Année 1859.

Annales de la Société d'hydrologie médicale de Paris, 1855-1866. T. II, VI et XIII.

Dr A. Rotureau. Article Lavey dans *Des principales Eaux minérales de l'Europe*. Vol. III. Paris, V. Masson, 1864, p. 461-469.

Jean Sordel ou **La découverte des Bains de Lavey,** petite nouvelle historique. Lausanne, Société vaudoise de typographie, 1865.

Dr Meyer-Ahrens. Article *Lavey* dans *Die Heilquellen und Kurorte der Schweiz*. 2me édition. Zurich, 1867, p. 77-84.

Dr J. Cossy. **Lavey-les-Bains, son passé, son présent, son avenir.** Brochure de 15 pages. Aigle, 1868.

Dr A. Rotureau. Article *Lavey* dans *Dictionnaire encyclopédique des sciences médicales*. Deuxième série, T. II. Paris, 1869. Cet article est à peu près le résumé du travail déjà cité du même auteur.

Dr Pellis. **Rapport sur la saison d'été 1870** aux Bains de Lavey. Brochure de 32 pages. Aigle, 1870.

Dr Pellis. **Rapport sur la saison d'été 1871** aux Bains de Lavey. Brochure de 16 pages. Lausanne, 1872.

E. Verjon. Article *Lavey* dans *Nouveau Dictionnaire de médecine et de chirurgie pratiques*. Vol. XX. Paris, 1875.

Dr A.-F. Suchard. **Notice sur les Bains de Lavey.** Paris et Lausanne, 1876.

Dr Gsell-Fels. **Die Bäder und klimatischen Kurorte der Schweiz.** Zurich, 1879 et 1880. Vol. I, p. 201 à 203.

Compte-rendu annuel du Département de l'Intérieur du canton de Vaud dès 1842. Une note sur chaque malade envoyé par les hospices cantonaux à l'hôpital des Bains de Lavey est transmise à la fin de la saison au Conseil de santé, par le docteur chargé de ce service sanitaire, et un résumé statistique de ce travail est inséré toutes les années dans ce compte-rendu.

TABLE DES MATIÈRES